い人たち

マーサ・スタウト

木村博江＝訳

草思社文庫

良心をもたない人たち　もくじ

本書に登場するのは、特定の個人ではない。心理セラピーでは守秘義務が何より大切であり、私はこれまでどおり、実在する人びとのプライバシーを徹底して守るよう心がけた。人物の名前はすべて仮名であり、その他の特徴も変えてある。なかには、仮名で書かれることをこころよく承知してくれた人たちもいた。その場合も、本人とわかるような情報はすべてはぶいてある。

ここに描かれた人びとや出来事や会話は、私自身の二五年にわたる診療体験の中からとられている。とはいえ、プライバシー保護のため、描かれた人物も環境も合成されている。つまり、複数の人たちの性格や体験の概念的な部分をとりだして、特殊な部分は慎重に変え、典型的な人物をつくりあげたのだ。この合成された登場人物がだれか実在の人物に似ているとすれば、それはまったくの偶然にすぎない。

はじめに

人の心は、その顔以上に千差万別だ。

——ヴォルテール

想像してみてほしい——もし想像がつくなら、の話だが。

あなたに良心というものがかけらもなく、どんなことをしても罪の意識や良心の呵責《かしやく》を感じず、他人、友人、あるいは家族のしあわせのために、自制する気持ちがまるで働かないとしたら……。

人生の中で、どれほど自分本位な、怠惰《たいだ》な、有害な、あるいは不道徳な行為をしても、恥をまったく感じないとしたら。

そして、責任という概念は自分とは無縁のもので、自分以外のばかなお人よしが文句も言わずに引き受けている重荷、としか感じられないとしたら。

さらに、この風変わりな空想に、自分の精神構造がほかの人たちと極端にちがうことを、隠しおおせる能力というのもつけ加えてみよう。

人はだれでも、人間には良心が当然そなわっているものと思いこんでいるから、あなたはなんの苦もなく自分に良心がない事実を隠すことができる。あなたは欲望を罪悪感や羞恥心《しゅうちしん》によって抑えられることもなく、冷酷さを他人から非難されることもない。あなたの血管を流れる冷たい血はあまりに特異で、完全にほかの人たちの経験を超えているため、他人にはあなたという人間を推し量ることさえむずかしい。

言い換えると、あなたは良心の制約から完全に解き放たれていて、罪悪感なしになんでもしたい放題にできる。しかもそのうえ、良心に歯止めをかけられている大多数の人びとのあいだで、あなたが一風変わった有利な立場にいることは、都合よく隠すことができ、だれにも知られずにすむのだ。

そんなあなたは、どんなふうに人生を送るだろう。自分は巨大な能力を隠しもち、ほかの人たちはハンディキャップ（良心）を抱えている、という条件を、どんなふうに生かそうとするだろう。

答えは、あなたの欲望しだいで変わってくる。人はみなそれぞれにちがうからだ。良心のあるなしにかかわらず、怠けることの心地よさが好きな者もいれば、幻想や激しい野心につき動かされる者もいる。頭の切れるすぐれた才能の持主もいれば、頭の回転が鈍《にぶ》い者もいる。暴力的な者も、暴力を嫌う者も、血に飢《う》えた者も、そんな欲望がない者もいる。

ＩＱが高く上昇指向が強い場合

たとえばあなたが、金と権力が大好きな人で、良心はかけらもないが、ＩＱはすばらしく高いとしたら……。

あなたは、満々の野心と高い知能を背景に巨大な富と力を追い求め、厄介な良心の声にわずらわされることなく、成功を目指す他人の試みを片っ端から打ち砕くことができる。

あなたは事業、政治、法律、金融、国際開発、その他もろもろの有力な職業を選び、冷たい情熱でひたすら上昇を目指し、月並な道徳や法律の足かせには目もくれない。そのほうが都合がいいときは、帳簿をごまかし、証拠を隠滅《いんめつ》し、自分の従業員や顧客（あるいは支持者）を平然と裏切り、金目当ての結婚をし、あなたを信じている相手に計算ずくの残酷な嘘をつき、有能な弁の立つ同僚を陥《おとしい》れようと画策《かくさく》し、声をもたない無力な集団を平気で踏みにじる。

そんなことができるのも、ひとえに良心などというものに縛《しば》られない、究極の自由のおかげだ。

あなたは、想像を絶した、ゆるぎない、そしておそらく世界的な成功を手にするかもしれない。それも当然だ。あなたは優秀な頭脳をもつと同時に、手綱《たづな》を引く良心が欠けているのだから。**あなたにできないことは、なにもない。**

野心家だが知能はそこそこの場合

あるいは——あなたがもう少しちがう人だったなら。

つまり野心は満々で、成功のためなら、良心をもつ人たちが考えもしないようなことを平気でできるが、知能的にはそれほど恵まれなかった場合。

ＩＱは平均以上で、人からは、頭がいい、切れ者だなどと思われることもあるかもしれない。だが、あなたは心の奥底で、自分には目立った財力や独創性がなく、ひそかに夢見ている権力の高みには手が届かないとわかっている。その結果あなたは、世の中全般に怒りを抱き、周囲の人びとをねたむようになる。

このたぐいの人は、自分が少数の人びとをそこそこ支配できる穴場に身を沈める。この立場は権力にたいする欲望をあるていど満足させるが、それ以上に進めない不満が慢性的に残る。他人の足をひっぱるなとささやくばかげた良心から完全に解放されていながら、究極の成功を手に入れるための能力が欠けている。これほど癪《しゃく》なことはない。ときおりあなたは自分以外のだれにもわからない欲求不満が原因で、怒りっぽく不機嫌になる。

だが、あなたは、少数の個人ないし小さな集団を自分が管理し、支配できる仕事を楽しんではいる。相手としては、比較的無力で弱い人びとが望ましい。あなたの職業は、教師、心理セラピスト、離婚弁護士、高校の体育コーチ。それとも何かのコンサルタント、ブローカー、画廊のオーナー、福祉施設の所長かもしれない。有給の仕事ではなく、マンションの管理組合の会長やボランティアの病院職員、あるいは子どもの親という可能性もある。

いかなる職業にあっても、あなたは自分の支配下にある人たちを操作し、いばり散らす。解雇や譴責《けんせき》処分にならないていどに、あくどいやり方を度重ねる。あなたにとっては行為そのものに意味があり、たんにスリルを味わうことが目的になる場合もある。人がおびえるのは、自分に力がある証拠だ（と、あなたは考える）、人をおどすとアドレナリンがどっと流れだす。とても愉快だ。

あなたは多国籍企業の最高経営責任者にはなれないだろうが、少数の人びとをおびえさせ、おろおろと走りまわらせ、彼らから盗んだり――理想的には――彼らに自分がわるいのだと思わせる状況をつくりあげることができる。それは力を意味する。あなたの操作する相手が、あなたよりすぐれている場合は、とくに。なにより気分がいいのは、自分より頭がよく、教育程度が高く、階級が上で、魅力があり、人気が高く、人格的にすぐれた相手を打ち負かすことだ。これは愉快なだけではない。存在にかかわる復讐もはたせる。

良心が欠けているので、実行は驚くほどたやすい。あなたは上司または上司の上役にそっと嘘を耳打ちし、空涙《そらなみだ》を流し、同僚の企画をぶちこわし、患者（あるいは子ども）の期待を打ち砕き、甘い約束で人を釣り、自分が情報源であることを絶対にさとられないように誤報を流す。

暴力的な場合

あるいは、あなたに暴力的な傾向があったり、暴力行為を見るのが好きだった場合。あなたは仕事の同僚を殺害したり、だれかに殺させたりする――相手には、上役、別れた配偶者、裕福な愛人の配偶者、その他目ざわりな人間すべてがふくまれる。だが、用心が必要だ。へまをしたらあなたは逮捕され、司法によって罰せられるだろう。それでもあなたは、自分の良心と対決する必要はない。なにせあなたには良心がないのだから。だれかを殺そうと決めたとき、唯一障害になるのは外部的な要素だけだ。あなたの内側からは、やめろという声はあがらない。

だれかに無理やり止められないかぎり、**あなたにできないことは、なにもない**。タイミングのいいときに生まれあわせ、家の財産を使うことができ、民衆の憎しみや被害者意識をかきたてる特殊な才能に恵まれていたなら、あなたは罪のない大量の人びとの殺害を計画できるだろう。財力のあるあなたは、その計画を遠く離れた場所から実行に移し、みずからはぬくぬくと安楽椅子におさまって、満足げに傍観《ぼうかん》する。

じつのところ、(遠隔操作による)テロは、血に飢えた、良心をもたない人間には理想的な仕事だ。うまくいけば、国家をまるごとびくつかせることができるのだから。それが力でなかったら、なんだろう。

寄生虫的な場合

またはその正反対だったら。

あなたは力にまったく関心がない。それどころか、何にたいしても意欲をもたない。唯一の望みは、努力せずにのらくらやっていくこと。ほかの人たちのように働くのはいやなのだ。良心をもたないあなたは、居眠りをし、趣味にひたり、テレビを見、一日中どこかをぶらついて、毎日をすごせる。社会のやや底辺に近いあたりで、親族や友人たちの情けにすがりながら、あなたはいつまでもその暮らしをつづける。

人からは、落ちこぼれ、無気力、道楽者などと噂《うわさ》され、あなたを怠け者と非難する人もいるだろう。あなたをよく知り、本気で腹を立てた人は、あなたをダメ人間とかごくつぶしと罵倒《ばとう》するかもしれない。だがそんな人たちも、あなたにまったく良心が欠けていて、自分たちとは根底から精神構造がちがうとは考えもしない。

あなたは罪の意識に襲われて心がかき乱されたり、夜中にハッと目が覚めたりすることはけっしてない。毎日そんなふうに暮らしながら、あなたは自分を無責任だとも怠け者だとも考えず、恥ずかしいとも思わない。

ただし、表面をつくろうために、そのふりをすることはある。たとえば、あなたが人を観察してその反応の仕方を真似るのが上手な場合は、表情をよそおい、自分のこんな生き方が恥ずかしい、自分は腐《くさ》った人間だなどと話す。恥じているふりをするのは、人から落ちこんでいると思われたほうが、早く仕事を探せとうるさく言われるよりずっとましだからだ。

良心のある人たちは、〝落ちこんでいる〟あるいは〝悩みを抱えた〟相手に強い口調で説教することに罪悪感をおぼえる。しかも、あなたにとってさらに都合のいいことに、彼らはそんな相手にやさしくすべきだと考えるのだ。

経済的に貧しくても、もしあなたがだれかと性的関係をもてたとしたら、その相手は——あなたの本性に気づきもせず——自分が家計を支えねばと思うだろう。そしてあなたの第一の望みは働かないことなので、あなたの財源となる相手はとくに金持ちである必要はなく、良心に縛られている人ならだれでもいい。

良心のない人のカリスマ性

こんなぐあいに、自分にあてはめて想像してみると、こうした人びとを正常とは思えないにちがいない。たしかに彼らは正常ではなく、しかも危険をはらんでいる。ほんものの異常であり、名前までついている。

精神医学の専門家の多くは、良心がほとんど、ないしまったくない状態を、「反社会性人格障害」と呼んでいる。この矯正《きょうせい》不可能な人格異常の存在は、現在アメリカでは人口の約四パーセントと考えられている——つまり二五人に一人の割合だ。

この良心欠如の状態には、べつの名称もある。「社会病質《ソシオパシー》」、ないしはもっと一般的な「精神病質《サイコパシー》」。じつのところ罪悪感の欠如は、精神医学で最初に認められた人格障害であり、過去には譫妄《せんもう》〔錯覚・幻覚・異常行動をともなう状態〕なき狂気、精神病質的劣勢、道徳異常、道徳的痴愚《ちぐ》などという言葉も使われた。

精神病の診断でバイブルとされている、アメリカ精神医学会発行の『精神疾患の分類と診断の手引』第四版によると、「反社会性人格障害」の臨床診断では、以下の七つの特徴のうち、少なくとも三つをみたすことが条件とされている。

一、社会的規範に順応できない
二、人をだます、操作する
三、衝動的である、計画性がない
四、カッとしやすい、攻撃的である
五、自分や他人の身の安全をまったく考えない
六、一貫した無責任さ
七、ほかの人を傷つけたり虐待したり、ものを盗んだりしたあとで、良心の呵責《かしやく》を感じない

ある個人にこれらの〝症状〟のうち三つがあてはまった場合、精神科医の多くは反社会性人格障害を疑う。

だが、アメリカ精神医学会の定義は、実際のサイコパシーやソシオパシーではなく、たんなる〝犯罪性〟を説明するものだと考え、精神病質者《サイコパス》全体に共通するものとして、べつの特徴をつけ加えた研究者や臨床家もいる。* そのなかで最もよく目につく特徴の一つが、**口の達者さと表面的な魅力**である。

サイコパスは、それでほかの人びとの目をくもらせる――一種のオーラとかカリスマ性を放つのだ。そのため彼らは、最初のうちは、まわりにいるふつうの人びとよりずっと魅力的でおもしろい人間に見える。ほかのだれよりも気さく、真剣、〝複雑〟、セクシー、楽しい、といった印象をあたえる。

この「サイコパスのカリスマ性」は、オーバーぎみの自尊心をともなうこともあり、最初のうちは相手をおそれ入らせるが、よく知るにつれて、人はうさん臭さを感じたり、失笑したりするようになる（「僕がどれほど特別な存在か、いつか世界じゅうが知るようになるだろう」「僕とつきあったら、もうほかの男じゃ満足できなくなるよ」）。

そしてまた、サイコパスはふつうの人より刺激にたいする欲求が強く、結果として社会的、肉体的、経済的、あるいは法的にリスクを冒すことが多くなる。特徴をあげると、彼らは人を惑わせて危険な冒険に引きずりこむ。共通して**病的に嘘をつき、人をだます**。あるいは〝友人〟に寄生虫のように寄りかかる。いかに高度な教育を受け、社会的な地位が高くても、幼年期に問題行動を起こした可能性もある。ドラッグをやったり、少年犯罪でつかまったりしたかもしれない。そしてつねに、いかなる問題にたいしても責任を感じない点は共通している。

感情の浅さも、サイコパスの目立った特徴である。口では愛していると言いながら、その愛情は底が浅く、長続きせず、**ぞっとするほどの冷たさ**を感じさせる。相手に感情移入することはなく、パートナーに心から興味を抱いて感情的きずなを結ぶこともない。魅力的な仮面がはがれ落ちたとき、彼らの結婚は愛のない一方的なものになり、短期間で終わることがほとんどだ。サイコパスにとって結婚相手が価値があるとすれば、それは所有物としての価値で、彼らは失うことに腹を立てるが、悲しんだり責任を感じたりすることはいっさいない。

これらの特徴と、アメリカ精神医学会が作成した〝症状〟リストは、どちらも良心を欠いた精神状態が行動上どう現われるかをしめしたものだ。

異常で恐ろしいこの状態が、人口の約四パーセントに現実として存在するのだ。

二五人に一人が良心をもたない

四パーセントとは、社会の中で実際にどんな意味をもっているだろう。参考のために、よく耳にするほかの問題と、割合をくらべてみよう。

流行病のように思われている摂食障害に悩む人の率は、三・四三パーセントで、反社会性人格障害よりもほんのわずか少ない。注目を浴びがちな統合失調症として分類される障害は、私たちの約一パーセントにしか発症しない——反社会性人格障害の四分の一である。そして疾病管理・予防センターの統計では、アメリカ国内で罹病率《りびょう》が「危険なほど高い」とされている結腸癌《がん》の割合は、一〇万人に四〇人——反社会性人格障害の一〇〇分の一だ。

言い換えると、私たちのあいだにいるサイコパスの数は、マスコミをにぎわせる摂食障害に悩む人より多く、統合失調症の四倍であり、結腸癌のようなよく知られた病気をわずらう人の一〇〇倍なのだ。

セラピストとして私は、心的外傷《トラウマ》を負った人たちの治療にあたってきた。二五年以上のあいだに診《み》た患者のなかには、幼児期に受けた虐待や、過去の恐ろしい体験のために、日々精神的苦痛に悩まされる成人が何百人もいた。前著『おかしい人を見分ける心理学』の中で具体的に紹介したが、トラウマを抱える患者たちは、慢性的な不安、無気力な鬱《うつ》状態、統合失調症的な精神状態などに苦しみ、この世で生きていくのは耐えられないと感じ、自殺未遂のあとで私のもとに来た人も多かった。

なかには地震や戦争など、天災や人災がトラウマとなった患者もいたが、大半は悪意の個人によって支配され、精神的に蹂躙《じゅうりん》された人たちだった。悪意の個人はサイコパスであることが多く、しかもたいていは他人ではなくサイコパス的な親、年上の親族、あるいはきょうだいだった。

患者とその家族が受けた傷から立ち直れるよう、彼らに手を貸し、病歴や環境歴を調べるうちに、身近にいるサイコパスによってあたえられる傷はいずれも深くて治りが遅く、命取りになる場合も多く、驚くほど共通点があることがわかった。

何百人もの被害者を診療した私は、サイコパスにかんする事実と正面から向き合うことが、だれにとっても急がれると確信をもった。

およそ二五人に一人の割合でサイコパス、つまり良心をもたない人たちがいる。彼らは善悪の区別がつかないわけではなく、区別はついていても、行動が制限されないのだ。頭で善と悪のちがいはわかっても、ふつうの人びとのように感情が警鐘《けいしょう》を鳴らし、赤信号をつけ、神を恐れることがない。罪悪感や良心の呵責がまったくないため、**できないことはなにもない人たちが、二五人に一人いる。**

彼らの多くは目立たない

人間社会にかなりの割合で存在するサイコパスは、この地球上でともに生きているその他の人びとに、深刻な影響をあたえる。四パーセントの存在によって、人間関係、財産、功績、自尊心、平和な生活そのものが奪われるのだ。

だが多くの人は、驚くほどこの障害について知らず、知っていても暴力的な反社会性人格障害にかぎられる——殺人、連続殺人、大量殺人などを犯し、何度も派手に法律を破り、捕まれば監獄に送られ、司法に裁かれて死刑に処されるようなケースである。

ふつうの人たちは、身近にいるもっと大勢の非暴力的なサイコパスに気づかず、いても見分けることができない。彼らはめだつほど法律を破ったりしないので、司法機関も手出しができない。

ふつうの人は、民族の大量虐殺と、たとえば、会社で同僚について平然と上司に嘘をつく行為とのあいだに、共通点を見いだせない。だが、そこにはたしかに、ぞっとするような心理的共通点が存在する。単純だが底が深い共通点。つまり、自分が道徳や倫理に反した行為や、怠惰、利己的と思える行為を選ぼうとしたとき、それを抑えようとする内的メカニズムが欠けているのだ。

この内的メカニズム、すなわち良心をもつかもたないかは、まちがいなく知能程度、民族、性別以上に重要な、人間の本質にかかわるちがいである。サイコパスのなかで、ほかの人たちの稼ぎに依存する者と、ときどきコンビニで万引きをしたり、通行人をおどして金を奪ったりする者とのちがい、あるいはどこにでもいそうな乱暴者と殺人者とのちがいは、社会的地位、野心の強さ、知的能力、流血への欲望、あるいはたんなる運の差にすぎない。だが、良心をもたない人とその他の人たちのあいだを隔《へだ》てているのは、心の中に開いた完全にうつろな穴である。

ふつうの人には想像できない精神状態

およそ九六パーセントの人たちにとって、良心の存在はあまりに当たり前で、めったに意識もしない。たいていの場合、良心は反射的に働く。誘惑がきわめて大きい場合はべつとして、私たちは自分に降りかかる道徳的問題をいちいち考えたりしない。今日子どもに昼食代を渡すべきか否か、今日職場の同僚のブリーフケースを盗むべきか否か、今日妻を捨てるべきか否か……などと深刻に自問はしない。私たちにかわって良心が、そのすべての決断を、黙って、自動的に、連続的におこなう。

というわけで、私たちがいかに想像力を働かせても、良心のない人間の姿を思い浮かべることはむずかしい。そのため当然ながら、だれかが良心を欠いた選択をおこなっても、私たちは事実とかけ離れた見方をしてしまう。あの母親は子どもに昼食代を渡し忘れただけだ。あの人の同僚がブリーフケースをどこかに置き忘れたにちがいない。あの人の奥さんは、きっとひどい人だったのだ。

あるいは、相手と身近に接していない場合は、反社会的行動にたいして貼りがちなレッテルを貼る。あの人は変人だ、芸術家タイプだ、競争心が激しい、怠け者だ、よくいる悪党だ、などと。

テレビにときどき登場する、言葉にできないほどの残虐行為をおこなうサイコパスの怪物はべつとして、良心のない人びとはふつうはほとんどめだたない。

高度な教育を受けていても、サイコパスという言葉の意味を知る人は少ない。自分の知り合いのなかに、それにあてはまる相手がいる可能性が十分にあることを理解している人は、もっと少ない。そしてこの呼び名について知ったあとも、たいていの人が良心が欠けた状態を思い描けない。

じつのところ、これほど感情移入がむずかしい状態は、ほかに考えにくい。全盲、鬱《うつ》状態、深刻な認知障害、宝くじに当たったときなどの極端な体験、あるいは精神病までも、私たちは自分に置き換えて想像ができる。だれでも真っ暗闇の中にとり残された経験がある。憂鬱になったこともある。だれもが少なくとも一度や二度は、自分をばかだと思った覚えがある。たいていの人が、宝くじに当たったらどうするか、想像をめぐらせたことがある。そして夢の中では、私たちの思考やイメージが錯乱する。

だが、**自分の行動が社会、友人、家族、子どもたちにおよぼす影響を、完全に無視できる状態**とは？　いったいどんなふうだろう。

夢もふくめて、それについて教えてくれる経験は自分の中に一つもない。近いのは、あまりに肉体的苦痛が強すぎたときに、理性の働きや行動能力が一時的に麻痺《まひ》する状態かもしれない。だが、苦痛のなかにさえ罪悪感は入りまじる。完全なる罪悪感の欠如は、想像を超えている。

私たちにとって良心は全能の現場監督であり、私たちの行動にルールをあたえ、ルールを破ったときは感情的な罰をあたえる。私たちが良心を求めたわけではない。良心は皮膚や肺や心臓と同じように、生まれたときからそなわっているものだ。言ってみれば、私たちはそのありがたみも感じていない。そして、自分に良心がない状態は、想像することもできない。

罪悪感の欠如は、医学的概念としてもじつにとらえにくい。癌《がん》、摂食障害、鬱病、あるいはそのほかの〝人格障害〟、たとえば自己愛（ナルシシズム）などともちがって、精神病質《サイコパシー》には道徳的な側面がつきまとう。サイコパスはかならずと言っていいほど、精神医学の専門家にさえ（あるいは、専門家にはとくに）邪悪で非道な印象をあたえ、彼らの不道徳で恐ろしい感情の動きは、文学の世界で生き生きと描かれている。

ブリティッシュコロンビア大学の心理学教授ロバート・ヘアは、「精神病質チェックリスト」と呼ばれるものを開発した。このリストは現在、世界の研究者や臨床家に診断基準として受け入れられている。冷静な科学者であるヘアは、自分の患者についてこう書いている。「彼らには専門家もふくめてだれもがだまされ、あやつられ、甘言《かんげん》にのせられ、目をくもらされる。優秀なサイコパスはどんな相手の琴線《きんせん》にもふれることができる……彼らから身を守る最良の方法は、この捕食者の性質を理解することだ」

そして一九四一年に出された古典的名著『正常さの仮面《ザ・マスク・オブ・サニティ》』の著者、ハーヴェイ・クレツクレーは、サイコパスについてつぎのように指摘している。「（彼らにとって）美しさ、醜さ、そして善、悪、愛、恐怖、ユーモアなどはごく表面的にしか意味をもたず、彼らを動かす力にはなりえない」

彼らは勝ち組か？

ここで当然ながら、議論がもちあがる。反社会性人格障害、精神病質《サイコパシー》、社会病質《ソシオパシー》という名称には、いくつもの概念が雑然と入りまじっており、不適切ではなかろうか。そもそも良心の欠如というのは、精神医学の範疇《はんちゅう》におさまりきれないのではないか。

この問題にかんして重要なのは、ほかの精神病（ナルシシズムもふくめて）の場合は、患者自身が実際にかなり悩んだり苦しんだりするという点だ。サイコパシーだけは当人に不快感がなく、患者が「気に病む」ことのない「病気」だ。

良心をもたない人は、**自分自身と、自分の生活に満足していることが多い**。効果的な〝治療法〟がないのも、まさにそのためかもしれない。たいていの場合、サイコパスがセラピーを受けるのは、裁判の結果であったり、患者になったほうが自分にとって都合がいいからだ。よくなりたいという気持ちでセラピーを受けることはめったにない。これらの事実を重ね合わせると、疑問が湧いてくる。良心の欠如は精神障害なのか、それとも裁判用語なのか、それともまったくべつものなのか。

ベテランの専門家までとまどわせるほど特異なサイコパシーの概念は、魂とか善悪の概念に危険なほど近い。そして両者の関連の深さが、この問題を明確にとらえることをむずかしくしている。また、避けて通れないサイコパス 対 私たちという点を考えるには、科学、道徳、政治の世界にまで踏みこまざるをえない。

道徳ともかかわりあう現象を、科学的に追求することはできるのだろうか。専門家の助けや支えが必要なのは、〝患者〟だろうか、それともその身近で耐えている人びとだろうか。心理学の研究がサイコパシーの〝診断〟に道を開くとしても、だれを被験者にすればいいのか。自由社会の中で、だれかにそのようなテストをおこなえるものだろうか。そしてだれかがたしかにサイコパスと認められた場合、社会はその情報でなにができるのだろう。

これほど政治的・学問的に、厄介な疑問を生じさせる障害はほかにない。しかも配偶者への暴力行為やレイプから、連続殺人、戦争挑発といった行動にまでかかわりが顕著《けんちょ》なサイコパシーは、ある意味では最も新しく、最も恐ろしい心理学の前線と言えるだろう。

そしてめったに口にだされない、とりわけ厄介な問題がある。サイコパシーは、それをもつ人に害をなすと言いきれるのか。つまり、サイコパシーは本当に障害なのか、それとも機能的に支障はないのか。そのコインの裏側も同じようにぼやけている。良心は、それをもつ人や集団に良い作用をもたらすのか。それとも何人ものサイコパスがほのめかしているように、大多数の人びとのためのたんなる心理的な歯止めにすぎないのか。これらの疑問は暗黙のうちに人びとの前に大きく立ちふさがっている。

この地球上には、何千年も前から現在にいたるまで、けたはずれのスケールで非道なことをおこなってきた人びとがいた。そして現在の社会では、他人を利用することは当たり前のようになっている。良心をもたないビジネスのやり方が、莫大な富を生む。個人的なレベルでは、あくどい人間が勝ち組になる例はどこにもある。そして正直者が、ただのばかにしか思えなくなるときも多い。

悪者はいつか滅びるのだろうか。それとも、結局のところ、お人よしでは勝てないのだろうか。破廉恥《はれんち》な少数派が、本当にこの地球を受けついでいくのだろうか。

なぜ人は良心を選ぶのか

そのような疑問が、この本の中心をなしている。

このテーマが頭に浮かんだのは、二〇〇一年九月十一日の大惨事の直後だった。事件は良心的な人びとを叩きのめした。私はふだんは楽天的なたちだが、あのときは大勢の心理学の学者仲間や人間とは何かを学んでいる学生たちともども、恐れたものだった。アメリカもその他の国々も憎しみに燃えるいさかいに走り、復讐戦争が各地で起こり、今後何年もその状態がつづくのではないかと。

私がサイコパシーと良心という問題にとりわけ興味を抱くようになったのは、同僚と電話で話していたときだった。彼はいつもは陽気で潑剌《はつらつ》としているのに、そのときは世界じゅうの人たちとおなじようにショックを受け、意気消沈していた。私たちは、共同で診《み》ている患者の自殺徴候が、アメリカの大惨事のせいで深刻に悪化した話をした（さいわいなことに、その後患者の症状は大幅に改善されたが）。私の同僚は、自分の心が乱れているため、患者にいつもほど気持ちをそそげないことに、罪の意識を感じると言った。このなみはずれて心やさしく責任感のあるセラピストは、事件に圧倒され、気力をうしなっていたのだ。自分を責める話の途中で、彼はため息をつき、彼らしくない疲れた声で言った。

「ねえ、ときどき考えるんだけど、良心はなんのためにあるんだろう。良心があったって、負け組になるだけなのに」

私はこの質問に大いに面食らった。すてばちな言葉は、明るく闊達《かったつ》な彼にはおよそ似合わない。しばらくして、私は答えるかわりに彼にべつの質問をした。「じゃあバーニー、選べるとしたら、つまり現実にはありえないことだけど、もし文字通りの意味で選択可能だとしたら、あなたはいまとおなじように良心をもつほうを選ぶ？　それともサイコパスになって、なんでも思いどおりにできる状態を選ぶ？」

彼は考えこんでから言った。「そうだな、良心をもつほうを選ぶね」

「なぜ？」私はかさねてたずねた。

沈黙につづいて「うーん……」と長いうなり声を出したあと、ようやく彼は答えた。

「マーサ、なぜだか理由はわからない。ただ、自分が良心を選ぶことだけはわかるんだ」

そして、私には、そう言ったあとのバーニーの声が少し変わったように思えた。前より沈んだ感じが少なくなり、私たちはニューヨークとワシントンの人たちのために、セラピストの組織が進めている計画について話しはじめた。

その会話のあとも、長いあいだ私は彼の抱いた疑問「**良心はなんのためにあるのか**」について考えた。彼は良心から自由になるより、良心に縛られるほうを選んだ。そして彼には自分がなぜそう選択したのかわからなかった。それらの点も頭から離れなかった。倫理学者や神学者なら、「それが正しいことだから」あるいは「自分がいい人間になりたいから」と、答えたかもしれない。だが、心理学者である私の友人は、心理学的な答えは出せなかった。

私は、心理学的な理由を見いだす必要があると強く感じた。とりわけ現在、世界は地球規模の不正取引、テロ行為、遺恨《いこん》戦争で自滅しかけているように見える。私たちは、心理学的な意味でなぜ、良心をもつ人のほうが、罪悪感や良心の呵責がない人よりもいいのかを、問う必要がある。

この本は、「**良心はなんのためにあるのか**」という質問にたいする、心理学者としての私の答えである。答えを探るために、私はまず良心をもたないサイコパスについて——彼らがどのように行動し、どのように感じるか——を、ご説明したい。彼ら以外の九六パーセントの人びとが、小うるさくて重荷で、たしかに行動を制約する良心をもつことの価値を、もっと前向きにとらえることができるように。

そう、これは、良心に恵まれてよかったと感じる大多数の人たち、そしてそのほかの生き方を考えられない人たちのための本なのだ。

そしてまた私はこの本が、善良な人びとに「となりのサイコパス」について警告をあたえ、サイコパスに対処するにあたっての助けになればとも願っている。

心理学者としても、一個人としても、私は良心のない少数派の選択と行動によって、人生が狂わせられた例をあまりに多く目にしてきた。これらの少数派は危険であると同時に、見分けるのがきわめてむずかしい。とくに肉体的な暴力を振るわなくても、彼らは人の人生を破壊し、人間社会全体を不安に陥れることが非常にうまい。

良心をもつ人たちは、これらの冷酷で道徳意識が希薄な少数派を見分け、効果的に対処できるよう、彼らが日常どんな行動をとるかを学ぶべきだろう。

この本が、私たちの人生にたいするサイコパスの破壊力を弱める一助になれば、さいわいである。

＊ 本書では、〝サイコパス〟の意味で、〝良心をもたない人〟という言葉が使われている。くわしくは巻末の「訳者あとがき」をご参照ください。

1　ジョーのジレンマ

善は悪がないことでも、道徳の危機を回避することでもない。善はそれ自体で独立して存在するものだ。苦痛や特殊な匂いのように。

――G・K・チェスタートン

打合せをとるか、犬をとるか

その朝、三十五歳で弁護士をしているジョーは、重要な打合せに出かけるのが五分遅れた。打合せは彼がいてもいなくても、八時きっかりからはじまる。ジョーは事務所の先輩たちにいい印象をあたえたかったし、初対面の裕福な顧客たちに挨拶《あいさつ》がしたかった。彼らは不動産計画で才能を発揮しはじめたジョーに、関心を抱いていたのだ。ジョーは大きなチャンスを見てとって、この日のために何日も前から準備を進めていたから、なんとしても打合せに間に合う時間に、会議室に入りたかった。

あいにくなことに、ジョーのタウンハウスの暖房が、真夜中に突然故障で止まってしまった。彼は配管が破裂しないかと心配で、出かける前に緊急修理の作業員が来るのを待ち、こごえながらいらいらと部屋を歩きまわった。やってきた作業員をジョーは部屋に入れ、打合せにどうしても遅れたくなかったので、相手が正直者であることを祈りつつ、修理をまかせて出かけることにした。ようやくジョーはアウディを駆って、事務所へ向かった。だが、三五分かかる道のりに、残された時間は二五分しかない。彼は少しずつ違反行為をして、間に合わせることにした。

ジョーは歯を食いしばり、のろまなドライバーたちを心の中でののしりながら、通いなれた道路でスピードを上げた。赤信号を何度か無視し、緊急車両用の車線を使って車の列を追い越し、八時までに事務所に着こうとやっきになった。青信号をつづけて三つ通過したとき、間に合いそうな気がしはじめた。右手をのばして助手席に出張用のバッグがあるのを確認した。その朝、十時十五分発の飛行機で、ニューヨークに出張する予定があったのだ。打合せのあと荷物をとりにわが家にもどる時間はない。彼は革のバッグのやわらかい手ざわりを感じた——よし、用意はちゃんとできている。

ところがこのとき、ジョーは思い出した。リーボックに食べ物を置いてくるのを忘れた。リーボックは三歳の黄色いラブラドール・レトリーバーで、名前の由来は、仕事が忙しくなる前、ジョーが毎朝この元気一杯の新しいペットと一緒に走っていたからだった。仕事が立てこんで朝の習慣を変えざるをえなくなったとき、ジョーは狭い裏庭をフェンスで囲い、地下に犬用の扉を作って、リーボックがひとりで庭に出られるようにした。公園で一緒に走るのは週末だけになった。だが、運動量が変わっても、リーボックは毎週サイエンス・ダイエットを二、三キロのほか、大きな骨のビスケットを最低一箱に、人間の食べ残しをあれこれ大量に消化した。若い犬の食欲はすばらしく旺盛《おうせい》で、二つの楽しみ――ジョーと一緒にすごす時間と、食べ物――が満たされれば、しごくしあわせに暮らしていけるようだった。

ジョーはリーボックを子犬のときに手に入れた。子ども時代に父親がペットを飼わせてくれなかったので、ジョーは大人になって成功したら、犬を、それも大きな犬を飼おうと心に誓《ちか》っていたのだ。最初のうち、リーボックの存在はアウディとさほど変わらなかった。新しく手に入れたジョーの自立のあかしであり、所有物だった。

だが、ほどなくジョーは犬に夢中になった。それも無理はない。リーボックはジョーを無条件に慕《した》い、子犬のときからまるでジョーがこの世のいいものの中心であるかのように、彼のあとをついてまわったのだ。子犬が成長するにつれ、ジョーはこの生き物に人間と同じようにはっきりと個性があり、うるんだ茶色い瞳に魂と言えそうなものがひそんでいるのを感じた。彼がその目をのぞきこむたび、リーボックはやわらかなベージュ色の額に、よれた絨毯《じゆうたん》のようなしわを何本も寄せて彼を見つめ返す。そんなときやさしくて不格好な犬は、まるでジョーの心が読みとれるかのように、不思議に考え深げに見えた。

ときどき今日のように出張になると、ジョーは一日半ほど家を留守にする。そして彼が帰るたびに、リーボックはドアのところでうれしげに飛びはねて出迎え、即座に彼を許した。出張に出かけるときは、ジョーはいつも大きなボウルにたっぷり食べ物と水を用意し、留守のあいだリーボックがしのげるようにした。だが、この日は暖房の故障と、八時の打合せへのあせりが重なって、ジョーは忘れてしまったのだ。犬は食べる物も、そしておそらく水もなく、ジョーが出張から戻る明日の夕方まで何も口にできない。

だれかに電話して世話を頼めたら。ジョーは必死で考えた。だめだ、だれもいない。彼は目下のところガールフレンドなしの状態で、彼の家の鍵をもっている相手は一人もいなかった。

のっぴきならない状況を理解しはじめた彼は、ハンドルを乱暴にぐいとにぎった。今朝の打合せは絶対に逃がしてはならない。しかもこのまま行けば時間に間に合う。だが、リーボックは？　一日半で餓死することもあるまい。ジョーにはわかっていた。でも、不安がるはずだ――そして水。動物はどれくらいのあいだ水がないと脱水症で死ぬのだろう。ジョーには見当もつかなかった。

違反しない範囲内でできるかぎり速く車を走らせながら、彼はどうすべきか考えた。

選択肢がつぎつぎに頭に浮かんだ。八時の打合せに出席したあと家にもどって犬に食べ物をあたえる。すると十時十五分の飛行機に間に合わない。だが出張の用件は、打合せ以上に重要だ。打合せに出て、途中で抜ける。だめだ、印象を悪くする。出発時間の遅い飛行機に変える。それだとニューヨークの約束にだいぶ遅れてしまう。完全にすっぽかすことになるかもしれない。それでは自分の仕事が危うくなる。明日まで犬を放っておく。いますぐ家に帰って、事務所での八時の打合せには出ない。犬の世話をしてから空港に行っても、十時十五分の飛行機に間に合う。

ジョーはうーんとうなり声をあげ、シートにどっと沈みこんだ。仕事場まであと二、三ブロックというところで、彼は「工事中」と看板のある場所に車を寄せて停め、携帯で事務所に電話をし、秘書に今朝の打合せには出られないと告げた。彼は車の向きをぐるりと変えると、リーボックに食べ物をあたえるためにわが家へと向かった。

ジョーは良心にしたがったのか?

ある見方からすれば信じられないことだが、ジョーは裕福な顧客との重要な打合せに出ない決心をした。自分が何日も前から準備をし、明らかに個人的な利益が見こめる打合せだというのに。まず最初、彼は時間に間に合わせるために、全力をつくした。自分のタウンハウスの財産をすべて見ず知らずの修理作業員の手にゆだねる危険を冒し、運転では自分の身の安全まで危うくした。それなのに、最後の最後になって、犬に食べ物をあたえるために車の向きを変えた。たとえ放っておかれてもジョーをとがめたりもしない、もの言わぬ純真な生き物のために。ジョーは自分の強い欲望を犠牲にして、（たぶん修理作業員以外に）だれも見てくれない行為、自分には一文の得にもならない選択をした。若くて野心的な弁護士が、いったいなぜそんなことをしたのだろう。

読者の多くは、ジョーが車を逆方向に向けたとき、口許をほころばせたのではなかろうか。私たちは、彼が愛犬のためにわが家にもどるのをうれしいと感じる。でも、なぜうれしくなるのだろう。ジョーの行動は良心にしたがったものだろうか。

このうんざりするほど堕落を知らない、目に見えない私たちの一部、〝良心〟とはいったいなにか。

その答えは、ジョーとリーボックの単純な逸話にあてはめてもかんたんではない。なぜなら、ジョーに自分を犠牲にする選択をさせた動機は良心のほかにいくつもあり、それが単独で、あるいはいくつかからまった形で作用しているからだ。

たとえば、ジョーはたんにニューヨーク出張から帰ったとき、脱水症で死んだラブラドール・レトリーバーがキッチンの床の上に横たわっていたらと考えて、耐えられなかっただけかもしれない。水なしに犬がどれだけ生きられるかを知らず、リスクを冒したくなかったわけだが、恐ろしい筋書きを避けたがるこの気持ちは、正確には良心ではない。嫌悪感や恐怖に近い。

あるいはジョーは、自分の出張中に隣人たちが空腹のあまり遠吠えするリーボックの声を聞き、最悪の場合、犬がひとりで閉じこめられたまま死んだのを知ったらどう思うか、気になったのかもしれない。友人や知人にどう言い訳すればいいのか。この心配もジョーの良心ではなく、体裁の悪さや、世間からの誹謗《ひぼう》を予想してのものだ。そのためにジョーが家にもどったのだとしても、他人の思惑《おもわく》を気にしてものごとを決める人間は彼だけではない。他人の視線は、たしかにほかの何よりも人に道を踏みはずさせない力をもっている。

あるいは、すべてはジョーの自分自身にたいする見方にかかっているのかもしれない。ジョーは心の目に映る自分が、動物を虐待するような卑劣漢になるのはいやだった。彼にとっては立派な人間としての自分のイメージが決定的に重要で、ほかに方法がないときは、そのイメージを保つために重要な打合せもあきらめる。これはジョーの行動説明として、とりわけ納得がいきそうだ。

ジョーは鏡に映した自分の姿に満足し、〝誇り〟に思いつづけられるように、仕事の将来をいくぶん犠牲にした。これは立派な、そして非常に人間的なおこないだが、良心ではない。

ここで肝心なのは、良心にもとづくように見える行動の多くが、まったくほかの動機――恐怖、世間体、自尊心、あるいはたんなる習慣――にうながされている、という点だ。そしてジョーの逸話では、良心以外の説明のほうが納得できるという読者も多いだろう。

たしかに、彼の行動にはいくつか疑問な点がある。彼は若い犬を毎日何時間も、ときには二日近くも置き去りにする。この朝も、彼はミーティングに出ずに家にもどって犬に食べ物をやったが、それでも十時十五分の飛行機に乗り、翌日の夕方まで帰らないつもりでいる。リーボックはだれにも相手をしてもらえず、フェンスで囲った狭い裏庭の一角以外にはどこにも行けない。犬をこのような状況に置くのは、あまりやさしい行為とは言えない。控えめに言っても、動物の社会的ニーズにたいする思いやりが欠けている。

とはいえじつは、やさしさはかならずしも良心と結びつくわけではない。そこそこ頭のいいサイコパスは、自分があやつろうとする相手に、短期間のあいだは聖者のようにやさしくなれる。そして良心をもつ人は、不本意ながら冷たい態度をとることも多い。無知から、あるいはジョーの場合のような思いやり不足から、それともよくある心理的な現実否認から。

やさしい行為、用心深い行動、他人への遠慮、自己イメージを保つための気高いおこない――いずれも良心とおなじように社会にプラスの効果をもたらし、これらのうちどれが犬に食べ物をあたえてもおかしくない。だが、どれも良心とは言えない。なぜなら、良心は行動ではないからだ。良心はおこなったり、考えたりするものではない。私たちが感じるものだ。言葉を変えると、良心は行動でも認識でもない。良心は本来、〝情動〟すなわち一般に感情と呼ばれているものの中に、存在している。

良心は愛着から生まれる義務感

わかりやすくするために、もう一度ジョーの逸話を振り返ってみよう。いつも犬にやさしいわけではない彼に、良心はあるだろうか。ジョーがリーボックを救うために打合せをあきらめて家にもどったことについて、たとえば心理学者はどんな根拠をもとに、彼の行動は良心にもとづいていると判断するだろう――他人の思惑を気にしたため、自己イメージを保つため、あるいは、三年前に血統書つきのラブラドールの子犬に払った一二〇〇ドルのため、ではなく。

心理学者として、私が何より納得できるのは、逸話からジョーのリーボックにたいする愛情が感じられる点だ。彼は犬に感情的な愛着をもっている。

リーボックは家でジョーにつきまとい、ジョーはそれが気に入っている。ジョーはリーボックの目をのぞきこむ。リーボックのおかげでジョーは、犬を飾り物にする飼い主から犬に夢中の飼い主に変わった。そしてこの愛着のために私は、ジョーが朝の予定をあきらめて犬のために家にもどったのは、良心による行動だと考える。ジョーに自白剤を飲ませて、車の向きを変えた瞬間の心の動きを訊ねたら、彼はこんなふうに言うだろう。「ただ、リーボックが長いあいだ腹をすかせ、喉を渇かせると思うと、たまらなかったんだ」そして私は、彼が良心につき動かされて行動したと確信すると思う。

ジョーにたいする私の評価は、良心の心理学にもとづいている。心理学的に言うと、良心はべつの生き物（かならずしも人間とはかぎらない）ないし人間の集団、あるいは人類全体への感情的な愛着から生まれる義務感である。良心はだれか（あるいはなにか）との感情的な愛着なしには存在しない。つまり良心は、いわゆる〝愛〟と呼ばれる一連の感情と密接にかかわっているのだ。この結びつきが、良心にエネルギーをあたえる。良心がその持主に絶大な力をふるい、混乱と困惑を引き起こすのもそのためだろう。

良心は、私たちに一見理屈にあわない自己破壊的な決断をさせることもある——朝八時の打合せをふいにするといった身近な行為から、祖国のために拷問《ごうもん》に耐え抜くなどの英雄的行為にいたるまで。そんなふうに人が駆りたてられるのは、その燃料が強い愛情であるからにほかならない。

そして良心の行為を見聞きするとき——たとえそれが犬に餌《えさ》をやるなどの平凡なこと

であっても――私たちがうれしくなるのは、良心にもとづく選択が、その奥にあるやさしいきずなを思い起こさせるからだ。

良心の歴史

この良心という、他者との感情的なきずなから生まれるお節介な感覚を、あらゆる人がもっているわけではない。ほかの人たちを憂鬱にさせたり、傷つけたり、物や命までも奪ったりしたあとに、激しくさいなまれる思いをしない人たちもいる。

基本となる五つの感覚――視覚、聴覚、触覚、嗅覚、味覚――が肉体的なもので、「第六の感覚」がいわゆる直感だとすると、良心は第七の感覚と言えるだろうか。これは人類の進化の中で遅く開花した感覚で、いまだに万人共通にはなっていない。

さらに問題を複雑にしているのは、日常の中で、私たちが良心のある人とない人をほとんど見分けられないことだ。野心的な若い弁護士に、良心はある？　たぶんあるだろう。何人もの子どもをもつ母親に、良心はある？　もちろんあるだろう。地元の人びとの魂の救済にたずさわる司祭は、良心をもっている？　もっていると思いたい。国家の政治的指導者には、良心がある？　当然なくてはならない。

逆に、これらの人びとにまったく良心がない場合もありうる？　その答えも、残念ながら、イエスだ。

〝邪悪さ〟には顔がなく、特殊な社会的役割や民族や肉体的特徴にあてはまらないため、神学者や、現在では科学者を悩ませることになる。人類の歴史の中で、人びとは善と悪とを明確につきとめ、悪が巣食う者を滅ぼそうとしてきた。四世紀のキリスト教学者、聖ヒエロニムスは、ギリシャ語のシンテレーシス（良知）という言葉で、善と悪とを感じわける、神からあたえられた先天的能力を表わした。

彼は聖書の中で予言者エゼキエルが見たという、雲間から現われた四体の、「光に包まれ、たえず火を吹き出している」生きものの意味を解き明かした。生きものはいずれも体は人間だったが、顔はそれぞれちがっていた。正面を向いているものは人間の顔を、右を向いているものは獅子の顔を、左を向いているものは牡牛の顔を、後ろを向いているものは鷲《わし》の顔をもっていた。

ヒエロニムスは、このエゼキエルが見た幻の、人間の顔は人の理性を、獅子の顔は感情を、牡牛は欲望を、気高い鷲は「（弟殺しの）カインの心の中でも消えることのなかった、良心の火花」を表わすと考えた。「悪しき欲望や抑えきれない誘惑に負けそうになるとき、良心が人に罪深さを感じさせる……だが、なかにはこの良心が破壊され、打ち捨てられた人びともいる。彼らには罪の意識がなく、罪にたいして恥も感じない」

ヒエロニムスの有名な同時代人、聖アウグスティヌスは、良心にかんするヒエロニムスの見方に同感した。アウグスティヌスは弟子たちに、「人は真理という光の書に記された道徳律を規範とし、すべての法律はそこから写されている」と説いた。

だが、大きな問題が残っていた。真理——善悪についての絶対的な知識——は、神から全人類にもたらされたものであるのに、なぜすべての人が善ではないのか。なぜ、なかには「良心が破壊され、打ち捨てられた」人も存在するのか。この疑問は、何世紀にもわたって神学者たちの議論の的になった。厄介なことに、代案——良心をもつのはかぎられた人だけである——をもちだすこともできなかった。なぜなら、それでは神のしもべの何人かには真理があたえられなかったことになる。そして神みずからが世界に悪をつくりだし、あらゆる種類の人間のあいだに、無作為に悪をふりわけたことになるからだ。

判断のまちがいが悪しき行動のもと？

良心にかんする神学的矛盾を解決したのが、十三世紀の神学者トマス・アクイナスだった。彼は聖ヒエロニムスが提唱した、神からあたえられた絶対的な知能、善悪を見分けるシンテレーシスと、それとはべつのコンスキエンティア（意識）とを、わけて考えた。

コンスキエンティアは、行動についてまちがった判断をしがちな人間の理性によって働く。行動を選ぶとき、理性は神から完全な情報をあたえられるが、理性そのものはかなり頼りない。というわけで、人間があやまった判断や行動をするのは、良心が欠けているせいではなく、まちがいやすい判断力のせいである。あやまちを犯すのはたんなるまちがいにすぎない。かたやシンテレーシスは、アクイナスによると「まちがえることがない。それは不変の原則をもたらす。その不変さは自然の法則と同じ」なのだ。

この考え方を、身近な例にあてはめてみよう——ジョーが、犬に食べ物と水をやるのを忘れたことを思い出したとき、神からあたえられたシンテレーシス（良心）が彼に、正しい行動は家にもどって犬の世話をすることだと即座に告げた。そして行動を決める頭脳的判断力、コンスキエンティアが、この真理について考えた。ジョーがすぐには車の向きを変えず考えこんだのは、人間の理性につきものの弱点のせいである。最終的にジョーが正しい決断をくだしたのは、アクイナスの説をとれば、強い理性が、ジョーの道徳性を正しい方向へ導いたからである。もしジョーが犬を飢えさせるほうを選んだとしたら、弱い理性が彼の道徳性を地獄へと導いたことになるだろう。

要点をまとめると、初期の神学者たちによれば、（一）道徳律は絶対的なものである、（二）人はみな生まれながらに絶対的真理を身につけている、（三）悪しき行動はまちがった判断の結果であり、シンテレーシス（良心）が欠けているせいではない、人はみな良心をもっており、人間の理性が完璧なら悪い行動は起こらない。

良心にかんするこの三つの考え方は、これまでの歴史の中で実際に広く支持されてきた。そしていまもなお、人が自分や他人を考えるうえで、測り知れないほどの影響力をもっている。とくに、三番目の考え方は根深く残っている。アクイナスから八〇〇年近くたっても、人は非道な行為を目にすると、「弱い理性」の現代版といった見方をする。悪いことをしたのは、貧しいからだ、心が乱れていたからだ、育ち方のせいだと考えたがる。そしていまだに神ないし自然が彼に良心をあたえそこなったからだという、単純な説明には大きな抵抗をおぼえる。

数百年にわたって、良心にかんする議論は、人間の理性と神から授かった道徳的知識との関係が中心だった。いくつかの説もつけ加えられた。最近では善悪の判断に比率主義《プロポーショナリズム》をとり、理性が〝善〟をもたらすための〝必要悪〟をうながすという、都合のいい抜け道もある――たとえば、「聖戦」などだ。

自分の行動を見張るスーパーエゴ

だが、二十世紀のはじめに、良心そのものが大きな変貌をとげた。医師で科学者（そして無神論者）のジークムント・フロイトの理論が、ヨーロッパとアメリカで受け入れられはじめたためだ。

フロイトは、成長の過程で子どもの心は自分の中に超自我《スーパーエゴ》と呼ばれる権威的存在を獲得し、それが自分の外にある現実の権威にとってかわると考えた――現実の外的権威とは、神ではなく子どもの親である。このスーパーエゴの〝発見〟によって、フロイトは良心を神の手から奪いとり、家族という不安にみちた、あまりに人間的な手にゆだねた。

良心の存在場所をこのように変えるには、何世紀もつづいた世界観をがらりと変えねばならない。突然私たちの道徳は頼りない足で支えられるようになり、絶対的真理は不安定な文化的相対主義に席をゆずった。

フロイトの打ちだした人間の精神構造は、人間、獅子、牡牛、鷲の顔をもつものではなかった。かわりに彼は精神が三つの部分、すなわち原我《イド》、自我《エゴ》、超自我《スーパーエゴ》でなりたっていると考えた。

イドは、人がもって生まれた性的本能、衝動的な攻撃本能、生物的欲求のすべてを含んでいる。そのためイドは文明社会の要求と対立することが多い。それにたいし、エゴは精神の理性的、意識的な部分である。エゴは論理的に考え、計画を立て、記憶することができるため、社会と直接かかわりあい、程度はさまざまだが、本能的なイドにかわってものごとを処理していく。スーパーエゴは、子どもが親や社会が決めた外的なルールを受け入れるにつれて、エゴから派生するものだ。

精神が成長するとともにスーパーエゴは独立した力をもちはじめ、子どもの行動や思考にたいして一方的に判断をくだし、支配をおこなうようになる。だれもまわりにいなくても、内なる声としてノーと告げ、命令し、処罰をおこなうのだ。

スーパーエゴの基本的な考え方が、いわゆる常識につながる。子どもが親のルールを自分の中にとりこみ、人にまで強制する場面は、よく見かけられる（母親が顔をしかめて四歳の子に「車の中で大きな声はださないで」と言う。すると数分後、その四歳の子がさわいでいる二歳の妹にむかって、「車の中では大きな声はださないの！」と命令したりするものだ）。そして大人になった私たちは、たいてい自分のスーパーエゴの声を聞く。ひんぱんに聞こえる人もいる。頭の中でこんなささやき声がするのだ。「ばか！なんであんなことをしたの？」「わかってるよな、レポートを今晩中にしあげないと、後悔することになるぜ」「コレステロール値を計ったほうがいいわよ」

そして、ジョーとリーボックの物語を例にとれば、打合せに出ないというジョーの決断は、彼のスーパーエゴがくだしたものとも考えられる。話をわかりやすくするために、ジョーにペットを飼わせなかった父親が、ジョーが四歳のときこう言ったと仮定してみよう。「だめだ、ジョー、犬は飼えない。責任が大きいからな。犬を飼ったら、いつも目の前のことを放りだして、犬の世話をしないといけないんだぞ」ジョーが家にもどることにしたのは、父親の言いつけを守れと命じるスーパーエゴの声にしたがったためかもしれない。

もっと複雑に言うと、フロイトはジョーのスーパーエゴが、彼の全行動を仕組んだのだと考えたかもしれない。もちろん無意識のうちにだが――ジョー本人は急いでいたあまり、犬に食べ物をやるのを忘れたとしか思わない――、父親の言葉の正しさが「証明され」、犬を飼ったジョーが「罰せられる」ように仕組んだのだと。フロイトの理論では、スーパーエゴはたんなる声ではない。支配者であり、微妙で複雑な操縦者であり、正義をしめす者だ。罪を問い、判決をくだし、処刑をおこなう。そのすべてが私たちの意識の外で進行する。

スーパーエゴは、うまくいけば人を社会に適応させる力になるが、同時に人格の中のもっとも高圧的で破壊的な部分にもなりうる。心理分析学者によると、とくにきびしいスーパーエゴは、個人の頭の中でがみがみうるさく文句を言い、慢性の鬱病を引き起こしたり、哀れな犠牲者を自殺に追いこむことまであるという。

そしてフロイトは、人によって良心に修復が必要な場合もあり、精神分析を通じて実際に修復が可能だという、まさに神とは無縁の考え方をしめした。

そのうえ――さらにショッキングなことに――フロイトとその弟子たちはスーパーエゴが最終的に確立されるには、子どもがエディプス・コンプレックスから解き放たれる必要があると考えた。エディプス・コンプレックス（女の子の場合はエレクトラ・コンプレックスとも呼ばれる）は、幼い子どもが三歳から五歳くらいのときに、異性の親を完全に自分のものにできないことをさとりはじめたときに形成される。平たく言うと、男の子は母親と、女の子は父親と結婚できない事実を受け入れねばならないのだ。

エディプス的葛藤《かっとう》と、そこから生じる同性の親にたいする競争意識、恐怖、怒りの感情はあまりに激しく、家族関係にとって危険でもある。そこでそれを完全に抑えこみ、意識から遠ざける必要がある。この〝抑止〟を可能にするのが、急激に力をつけた子どものスーパーエゴなのだ。この時点から、異性の親に性的欲望を感じたり、同性の親に競争意識が湧いた場合、強くなったスーパーエゴの容赦ない力――即座に感じる耐えがたい罪悪感――で、これらの感情が打ち負かされる。こうしてスーパーエゴは自主性を確保し、子どもの心の中で絶対的な優位に立つ。言ってみれば、人を社会の一員として機能させるために配属された、きびしい現場監督のようなものだ。

この理論についてはいろいろ意見があるにしても、フロイトの功績は、私たちの道徳観が神による唯一絶対の掟《おきて》にもとづくものではなく、家族や社会のきずなと複雑にからみあったダイナミックなものであることを理解させた点だ。フロイトはスーパーエゴにかんする著作の中で、人が法と秩序を尊重するのは、たんに外側から押しつけられるからではないと、目覚めはじめた科学の世界にむかって説いた。人が規則にしたがい、善をうやまう裏には、幼年期や児童期のはじめに芽生える、内的な欲求が大きく作用している。家族の中で、あるいは広く人間社会の中で、見放されることなく抱かれつづけていたい、という欲求である。

愛にもとづく良心、恐怖にもとづくスーパーエゴ

スーパーエゴが心の中の見張り役、あるいは、フロイト流に言えば「エディプス・コンプレックスのあとつぎ」であるかないかはべつとして、スーパーエゴそのものは、たしかに意味の深い便利な概念だ。

だいじな幼児期の人間関係をとおして獲得された内なる声として、私たちの欠点を批判し、あやまちをののしるスーパーエゴは、だれでも思いあたるような個人的体験に顔をだす。「それをしてはだめ」「そんなふうに思っちゃいけない」「気をつけて。怪我をするわよ」「妹にやさしくしろ」「ちらかしたものは、自分で片づけなさい」「あれはあなたには高すぎて買えない」「いまのは、あんまり利口じゃなかったな」「とにかくやるっきゃないだろ」「時間をむだにしちゃだめ」スーパーエゴは私たちの心の中で、しじゅううるさく言ってくる。そしてスーパーエゴの口うるささが、人一倍激しい人もいる。

だが、スーパーエゴは良心と同じではない。まるで良心のように感じられる場合もあり、良心の一部と言えるかもしれないが、スーパーエゴ自体は良心ではない。それはフ

ロイトがスーパーエゴを考えだしたとき、だいじなものを切り捨ててしまったからだ。心理学の思考から道徳的絶対主義をとりのぞく際に、彼はべつのものも排除した。かんたんに言えば、フロイトは愛と、愛にかかわるあらゆる感情を考えに入れなかった。

彼は、子どもは親を恐れるだけでなく愛してもいるとくり返し述べているが、彼が説くスーパーエゴは完全に恐怖を基本にしている。彼によれば、人は子どものときに親の叱責《しっせき》を恐れたと同じように、成長したあとはスーパーエゴの激しい非難の声を恐れるようになる。恐怖がすべてだ。フロイトのスーパーエゴには、良心をつくりあげる愛、思いやり、やさしさその他の前向きな感情が入る余地はない。

そしてジョーとリーボックの例で見たように、良心は他者への感情的愛着――そこにはあらゆる感情が含まれるが、とくに愛、思いやり、そしてやさしさ――から生まれる義務感である。じつのところ、この第七の感覚は、おもに愛と思いやりにもとづいている。何世紀ものあいだに、私たちは神が支配的なシンテレーシスへの信仰から出発して、親にかわって罰をあたえるスーパーエゴにたいする信奉を通過し、良心というものが、たがいに助けあえる人間の能力に深く根ざしていることを理解するまでになった。

この第二の前進――頭の中の裁きから、心の指令へ――は、人間の本質を冷たく見る部分が少なく、集団としての人間に、より希望がもてる。それと同時に個人の責任が重みを増し、ときには苦痛をともなう。

説明のために、とてつもなく妙な状況に置かれた自分を想像してみよう。夜中にあなたは一時的に頭がおかしくなり、とても感じのいい女性が住むとなりの家に忍びこむ。そしてわけもなくその家の飼い猫を殺してしまう。明け方、あなたは正気をとりもどし、自分が何をしたかさとる。そのときあなたはどう思うだろう。罪の意識を感じたとき、どう反応するだろう。あなたはリビングのカーテンの陰から、隣人が玄関先で猫を発見する姿をのぞき見る。彼女はがっくりと膝《ひざ》を折る。息絶えた猫を腕に抱きあげる。彼女は長いあいだ泣きつづける。

あなたはまず、どんなふうになるだろう。頭の中で声が叫ぶだろうか。「なんじ殺すなかれだろ！　おまえは監獄行きだ！」そこではじめて、あなたはなりゆきに気づく？　それとも、自分が動物を殺し、隣人を嘆き悲しませたと知って愕然《がくぜん》とする？　隣人の打ちひしがれた姿を見た瞬間の、あなたの反応はどちらに近いだろう。

これは効果的な質問だ。答えによって、あなたがそのあとどんな行動をとるか、そしてあなたが自分のスーパーエゴの耳ざわりな声にのみ支配されているのか、それともほんものの良心に動かされているのかがわかる。

おなじ質問を、おなじみのジョーにあてはめてみよう。彼が打合せを犠牲にしたのは、子ども時代に父親から犬を飼うなと言われたことが、彼の中に無意識の恐怖を植えつけたせいだろうか。それともリーボックが味わうつらさを思い、耐えられなかったせいだろうか。彼はどちらの答えを選ぶだろう。純粋なスーパーエゴか、それとも完全な形をとる良心か。もし良心だとしたら、打合せに出ないというジョーの決断は、皮肉にも、良心がつねにルールにしたがうわけではない、という事実のあかしになる。良心は人間（ときには動物）を、行動の掟や世間的な期待よりも尊重する。強い感情に裏打ちされた良心は、私たちを結びつける接着剤のようなものだ。良心は法律よりも人間的な理想を大切にし、理想をつらぬこうとする人をときには監獄にまで送る。スーパーエゴはそんなことは絶対にしない。

きびしいスーパーエゴは、「おまえは悪いやつだ」「おまえはだめな人間だ」と私たちを叱りとばす。強い良心は「どんなことがあっても、おまえは相手の面倒を見なくてはいけない」と私たちに迫る。

だが残念ながら、人間のだれもが良心をもっているわけではない。実際に四パーセントの人には、良心がない。ではこれから、それがどのような人びとかを、見てみることにしよう。

2 氷人間スキップ

良心は精神の窓、邪悪な心はそのカーテン。
——ダグ・ホートン

カエルの虐殺を楽しむ

スキップは子どものころ、毎年夏になると家族と一緒に、ヴァージニア山地の小さな湖にある別荘に出かけた。一家はスキップが八歳のときからマサチューセッツの高校に通うようになるまで、そこで夏休みをすごし、スキップはヴァージニアの夏を楽しみにした。

することはあまりなかったが、自分で考えだした特別な遊びが猛烈に愉快だったので、ほかに楽しみがなくても埋め合わせがついた。本当の話、冬に小学校の教室でばかな教師がつまらない授業を延々とつづけるあいだ、彼はときどき温かいヴァージニアの湖で遊ぶ自分を思い浮かべ、思わず声をだして笑ってしまうほどだった。

スキップは子どものころから頭がよくてハンサムだった。「頭がよくてハンサム」、両親も両親の友だちも、そして教師までもがくり返しそう言った。だがその彼がなぜあまり成績がよくないのか、なぜ年頃になっても女の子とデートしたがらないのか、周囲の人びとは理解できなかった。

彼らは知らなかったが、スキップは十一歳のときから大勢の女の子と、両親や教師が想像もできないようなつきあい方をしていたのだ。スキップのまわりには、彼の甘い言葉と魅力的な笑顔に負ける女の子（たいていは年上）がたえずいた。女の子たちは彼をこっそり自分の部屋に入れたが、ときには人目につかない運動場の隅やソフトボール場の外野席でも逢い引きをした。

成績については、彼は本当はとても頭がよかった――オールAプラスにもなれた――のだが、努力しなくてもCはとれたので、彼はそうした。勉強しなくてもBさえとれることもあって、彼は面白がった。教師たちは彼を気に入り、女の子たちとおなじように彼の笑顔やお世辞に弱かった。そして成績はいまいちながらも、スキップはいい高校に進み、名門大学に行くだろうとだれもが考えた。

彼の親は大資産家で、ほかの子どもたちの言葉を借りれば、「チョー金持ち」だった。十二歳のころスキップは自分の部屋で、両親が買ってくれたアンティークのロールトップデスクに向かい、親が死んだら自分にいくら遺産が入るか計算した。計算の資料にしたのは、父親の書斎から盗みだした資産報告書だった。報告書はわかりにくく不完全だったが、正確な数字は出なくても、スキップはいつか自分が大金持ちになることをはっきりと確信した。

だが、彼の気持ちは満たされなかった。ほとんどいつも退屈していたのだ。女の子と遊んでも、教師をおちょくっても、自分が手にする金のことを考えても、気持ちの高揚《こうよう》はせいぜい三〇分ほどしかつづかない。家の財産は最高の楽しみを約束していたが、まだ自分では動かせない——彼は子どもなのだ。そう、退屈から唯一解放されるのは、ヴァージニアで楽しいゲームをするときだった。

最初の夏休みに、八歳だった彼は、ほかにいい道具がなかったので、ハサミでウシガエルを突き刺した。カエルは、釣り小屋にあった網で、湖のぬかるんだ岸辺からかんたんに捕まえられた。カエルを仰向けにさせてふくらんだ腹にハサミを突きたて、もう一度ひっくり返して、血を流しきったカエルの間抜けな目玉が死んでいくのを眺めた。彼はその死骸を湖の出来るだけ遠くまで放り投げ、こう叫んだ。「おまえにはあいにくだったな、ばか面のカエル野郎!」

湖にはカエルがたくさんいた。彼は何時間もカエルを殺しつづけたが、それでもまだ何百匹も残っているようだった。そして最初の夏が終わるころ、スキップはもっといい方法はないかと考えた。カエルを突き刺すのに飽きたのだ。吹き飛ばしたら面白そうだ。

ふとっちょののろまなやつらを何かで爆発させる。そこでとびきりの名案が浮かんだ。彼は年上の少年たちを大勢知っており、そのなかに一人、四月の春休みになるとサウスカロライナに家族と出かけるティムがいた。スキップはサウスカロライナでは、店でかんたんに花火が買えるのを知っていた。ティムはスキップから買収され、そこへ行ったら花火を買い、スーツケースの底に忍ばせて家に持ち帰ると約束させられた。ティムは恐がったが、スキップが調子のいい言葉と、たっぷりの金で承知させたのだ。これで翌年の夏は、ハサミではなく花火が使える!

現金は家でなんの問題もなく手に入り、計画はみごとにうまくいった。その四月、彼は銃の雑誌で見た「星条旗」という花火の詰合せセットを二〇〇ドル分買うことにし、ティムへの賄賂《わいろ》に一〇〇ドル使った。そしてスキップはようやく包みを手に入れた。すばらしい品物だった。彼が「星条旗」を選んだのは、ウシガエルの口に入るほど小さな花火が一番多くそろっていたからだった。小さな筒状の花火、「レディ・フィンガー」という名前のほっそりした小さくて赤いファイアクラッカー、「魔法使い《ウイザード》」という直径二センチの手筒花火、そして彼のお気に入りは、頭蓋骨《ずがいこつ》と二本の骨が交差した挿絵つきの「死の破壊力」という箱に入った、直径四センチの手筒花火だった。

その夏、彼は捕まえたカエルの口の中に、花火を一つまた一つと突っこみ、火をつけ、カエルを湖めがけて高々と放り投げた。ときには点火したあとカエルを下ろして自分は走って逃げ、遠くからカエルが破裂するようすを眺めた。すばらしい光景だった――血、べとべとした液体、光、大きな音、色あざやかに花開く火の玉。あまりすばらしかったので、自分の天才ぶりを人に見せびらかしたくなった。ある日、彼は六歳の妹クレアを湖に誘いだし、カエルを捕まえるのを手伝わせ、彼女の目の前でそのカエルを空中で爆発させた。クレアは狂ったように悲鳴をあげ、足の動くかぎり速く走って家にもどった。

家族の豪勢な別荘は、湖から八〇〇メートルほど離れた、高さ三〇メートルほどのツガの木が立ちならぶ静かな林の裏にあった。スキップの両親にも破裂音が聞こえる距離で、二人はスキップが湖で花火をしているのを察した。だが、両親はだいぶ前から、彼が素直に言うことをきく子ではなく、叱るときは慎重に話題を選ぶ必要があるとさとっていた。そして花火のことは問題にすべきではないと考えた。たとえ六歳のクレアが駆けもどって、スキップがカエルを吹き飛ばしたと母親に訴えたとしても。スキップの母親は書斎のレコードプレーヤーの音量を最大限にし、クレアは猫のエミリーを隠そうとした。

スーパースキップの大出世

スキップはサイコパスである。彼は良心――他者への感情的愛着から生まれる義務感をもっていない。そしてこれからご紹介するように、彼のその後の人生は、良心を欠いた知的な成人の典型をしめしている。

良心をもたない人物のなりゆきを、正確に想像することはむずかしい。道徳観念がなく冷淡なために、社会の隅で孤立するだろうか。たえず人を脅迫し、歯をむきだし、よだれをたらし、野獣のようになるだろうか。スキップがやがて殺人を犯したと考える人は多いだろう。最後は金のために両親を殺したかもしれない。自分も死ぬか、重警備刑務所に入れられたのではないか。

いかにもありそうだが、実際にはそのようなことはいっさい起こらなかった。スキップはまだ生きていて、だれも（少なくとも直接的には）殺していないし、いまのところ刑務所にも入っていない。それどころか、彼はまだ親の財産を相続していないが、成功して王様なみの金持ちになっている。そしてもし、あなたがレストランや街角でいまの彼を見かけたなら、高価なビジネススーツを着こんだ、身なりのいいふつうの中年紳士に見えることだろう。

なぜそんなことが可能だったのか。スキップはサイコパスではなくなったのか。善人になったのか。いや、じつのところますます悪くなった。彼はスーパースキップになったのだ。

優秀とは言いがたいがまあまあの成績と、もちまえの魅力と、そして家族の影響力で、スキップはマサチューセッツの名門寄宿学校に進学し、家族は安堵《あんど》のため息をもらした。彼が学校に入ると同時に、自分たちのそばから少し遠ざかったのでほっとしたのだ。

教師たちはまだ彼のカリスマ性を認めていたが、母親と妹は彼が策士で、気味の悪いところがあると気づいていた。クレアがときどき「スキップのへんな目つき」について口にすると、母親は打ちひしがれた顔をして、その話はしたくないと言うのだった。ほかの人たちはたいてい、彼にハンサムな若者の姿しか見ていなかった。

大学を決める時期になり、スキップは父親の母校（祖父の母校でもある）に、入学を許された。そこで彼は遊び好きで女性にもてもての学生として有名になった。例によってC平均という成績で卒業し、少しレベルの落ちるビジネススクールでMBA（経営管理学修士）のコースに入学した。ビジネスの世界でならゲームのこつがかんたんに覚えられ、もって生まれた自分の才能を利用して楽しめると考えたからだ。成績はここでもよくなかったが、人を魅了し自分の思いどおりにさせる能力には磨《みが》きがかかった。

二十六歳になったとき、アリカ社に入社した。鉱山で使われる爆破、採掘、出荷用の機械類を製造する会社である。真っ青な瞳と絶妙なタイミングで見せる魅力的な笑顔をもつ彼は、雇い主から見れば、相手方の営業担当者をその気にさせ、折衝《せっしょう》にはずみをつける役目にまさにうってつけだった。スキップからすると、高学歴の先輩たちをあやつるのは、サウスカロライナでティムに花火を買わせたのとおなじほどかんたんだった。

そしてもちろん嘘はますます巧妙になり、息とおなじほど自然につけた。

もっといいことに、慢性的に退屈しているスキップには危ない橋を渡るプレッシャーは大歓迎で、ほかのだれもが手をださない大きな賭けも進んで引き受けた。入社三年目を迎える前に、彼はチリの銅山、南アフリカの金山に攻撃をかけ、おかげでアリカ社は立坑掘りと露天掘りの両方に使われる道具で、売上世界第三位を記録した。スキップが内心ばかにしていたアリカの創設者は、彼にすっかり惚れこみ、「社からのプレゼント」としてフェラーリGTBの新車を贈った。

三十歳で、スキップは美しくておとなしい二十三歳のジュリエットと結婚した。石油採掘で財をなした有名な億万長者の娘である。スキップは、男子を授からなかったジュリエットの父親の目に、切れ者で野心家の息子として映るようふるまった。スキップはいたって現実的に、億万長者の義父をなんでも手に入るチケットと見ていた。そして新妻のジュリエットを、耐え忍ぶやさしい淑女と非常に正確に見抜いていた。妻として客の接待役という役割を完全に受け入れ、結婚後も相変わらずスキップが個人としての責任感を欠き、手当たりしだいにほかの相手と性的関係をもつのを黙認する女である。彼女なら彼の魅力的で上品な添え物になり、よけいな口出しはしないだろう。

結婚式の一週間前、すでに息子よりジュリエットに同情的だったスキップの母親は、彼に弱々しくこう訊ねた。「この結婚……ほんとうに、あの人にとっていいことかしら」

スキップはいつものように母親の言葉を無視しかけて、ふとなにかひらめいたらしく、にやっと笑って言った。「わかってるだろ、彼女は自分が何を引き当てたのか、一生気づかないさ」スキップの母親は一瞬とまどったが、意味を察してがっくり肩を落とした。

結婚して社会的にも安定し、アリカに年間八〇〇〇万ドル近くの売上をもたらしたスキップは、三十六歳の誕生日を迎える前に国際部の取締役に就任し、役員会のメンバーになった。そのころにはジュリエットとのあいだに二人の娘ができ、家庭を大切にする男という仮面も板についてきた。

彼の仕事上の貢献にはいささか代償がついてまわったが、費用対効果の原則で処理されないことはひとつもなかった。部下たちが彼の「横暴さ」や「邪悪さ」を非難することもあり、秘書は彼から膝にのるよう強要され、腕を骨折したとしてアリカを訴えた。このときは示談が成立し、秘書にたいして五万ドルの口止め料が支払われた。彼のためなら、会社にとって五万ドルなどなんでもなかった。〝スーパースキップ〟の能力がその経費に十分見合うことを、会社側は理解していた。

この事件について、スキップはのちにこうもらした。「あの秘書は頭がおかしい。自分で勝手に腕を折ったくせに。僕に逆らうなんて、ばかな女だ。いったいなんで訴訟なんか起こしたんだ?」

秘書につづいて何度か女性とのいざこざで訴訟が起きたが、スキップは貴重な人材だったため、そのたびにアリカは小切手を切ってことをおさめた。役員会のほかのメンバーは、彼を「わが社の身勝手者《プリマドンナ》」と呼びはじめた。年を重ねるあいだに、彼は社から一〇〇万株以上の譲渡を受け、個人としてはアリカの創設者につぐ大株主になった。そして二〇〇一年、五十一歳のスキップはCEO（最高経営責任者）にまでのぼりつめた。

その後いくつかの問題が処理しきれなくなりはじめたが、相変わらずの傲慢《ごうまん》さで、スキップはうまく逃げきれるとたかをくくっていた。だが、少しばかり甘すぎたかもしれない。二〇〇三年、彼は詐欺行為で証券取引委員会によって訴えられた。もちろん彼は嫌疑を否認し、いまのところ証券取引委員会の裁決はでていない。

リスクをものともせずにのしあがる

そう、スキップは、社会の隅に追いやられもせず、よだれもたらさず、刑務所にも（いまのところ）入っていない。じつのところ、彼は金持ちであり、多くの場で敬意を払われている――あるいは、少なくとも恐れられている（都合のいいことに、恐れは尊敬と誤解されやすい）。

では、この現実のどこがいけないのか。というよりも、この現実の最悪の部分はなにか。成功にもかかわらず、彼自身もほかの大勢の人たちも悲劇に追いこまれた根源は、どこにあるのか。答えは、スキップがほかの人に感情的な愛着をまったくもたないことだ。彼は氷のように冷たい。

彼の母親は無視されるか、なぶられる。彼の妹は苦しめられる。ほかの女たちは性的略奪の対象にすぎない。スキップは子どものころから父親に一つのことしか期待していなかった——死んで彼に遺産を残すことだ。彼の部下は操作し利用する相手であり、友人たちも同様である。妻も子どもも世間体のための存在であり、カムフラージュだった。

スキップは知能が高く、ビジネスの駆け引きに抜群の力を発揮した。だが、なによりすぐれていたのは、自分の心がからであることをだれにも気どられない能力——そしてそれに気づいたひと握りの相手を、黙らせてしまう力だった。

たいていの人は、情けないほど外見に左右される。そしてスキップは小さいころから外見がよかった。彼は笑い方を心得ていたし、魅力があった。彼にフェラーリを贈った上司にたっぷりおべっかを使いながら、内心でばかにしていたことは容易に想像がつく。ひたすらだれにたいしても感謝の気持ちが湧かないのだ。彼は巧みに、たえまなく嘘をつき、罪の意識がないため、そぶりや顔の表情でばれることもない。彼はセックスで女をあやつり、さまざまな役割——会社のスーパースター、義理の息子、夫、父親——の裏に感情の空白を隠し、ほとんど見破られることはなかった。

容貌とセックスと役割演技が効果を発揮しない場合は、スキップは確実に効き目のある〝恐怖〟を使う。彼の冷たさは基本的に恐ろしいものだ。ロバート・ヘアはこう書いている。「多くの人はサイコパスの強くて感情のない、〝捕食動物的〟な目で見つめられると、抵抗できにくくなる」スキップの真っ青な瞳も、彼の妹が「へんな目つき」と言ったように、敏感な人には獲物をねらう冷酷なハンターの目に見えただろう。見つめられたら、おそらく黙るしかなかったと思われる。

あなたにスキップの素顔がわかり、彼の心の状態や手口を見抜いたとしても、彼を排除することなどできるだろうか。だれに、どう訴えればいいのだろう。「彼は嘘つきだ」「彼は狂っている」「彼はオフィスで私をレイプした」「彼の目つきはあやしい」「彼は子どものころカエルを殺した」？

だが、相手はアルマーニのスーツに身を包んだ、地域のリーダーだ。ジュリエットのだいじな夫で、二人の子どもの父親、アリカ社のＣＥＯなのだ！　どんな証拠をもとに、彼の何を非難できるのか。最高経営責任者スキップと、彼を非難する人間と、どちらの言い分がまともに受けとられるだろう。しかも彼の立場を不動のものにしているのが、さまざまな理由でスキップを必要とする人たちだ。そのなかには財力や権力をもつ人びとがいる。その彼らが、あなたの言葉に耳をかたむけるだろうか。

攻撃を寄せつけない点もふくめ、多くの特徴から言って、スキップは典型的なサイコパスである。アメリカ精神医学会の用語を借りれば、彼は「刺激にたいする欲求が異常に強い」。そこで大きなリスクを冒し、罪悪感なしにほかの人びとを誘惑しておなじリスクを負わせる。証拠資料はなく、両親の社会的地位によってうやむやにされたが、彼は子ども時代に「問題行動」を起こした過去がある。彼は人をだまし、操作する。「相手の身の安全をまったく考えず」に、衝動的な攻撃をおこなう。腕を折られた秘書をはじめ、乱暴されながら噂をもみ消された女性たちがその例だ。

代表的な〝症状〟の中で、スキップに唯一縁がないのは、アルコール（あるいは麻薬）の濫用である。ディナーのあとでウィスキーを飲みすぎたことが一回あるていどだ。それ以外の部分では、完璧にサイコパスにあてはまる。彼はだれともきずなを結ぼうとせず、つねに無責任で、良心の呵責を感じない。

きずなが結べずゲームに走る

では、彼の心の中で、何がどう動いているのだろう。何が彼を突き動かすのだろう。スキップはいったい何を望んでいるのか。

人はたいてい、だれかにはげまされ、意欲をかきたてられる。だれかが私たちに望みや夢をあたえる。ともに住んでいる人、遠くにいる人、死んだ人、頭から離れない腹の立つ相手、そこに住む人のせいで懐かしく感じられる場所、あるいはペット——そうした存在が私たちの心や頭をみたす。どんなに内向的な人でも、だれかとの関係によって自分が成り立っており、ほかの人たちへの反応や感情、反発や好意が自分の中で大きな比重を占める。気持ちの駆け引き、恋、いつくしみ、拒絶、和解などは小説や歌の中にふんだんに出てくる。人は何にも増してだれかとの関係を求める生きものであり、この特徴は霊長類の祖先にまでさかのぼる。

動物行動学者のジェーン・グドールは、ゴンベで観察したチンパンジーの群れについて、こう語っている。「彼らは社会的調和を維持したり、修復したりするための行動パターンを豊かにもっている……抱き合う、キスをする、軽く叩く、手を握るなどの行為で、長いあいだ離れていた相手に挨拶《あいさつ》をする……おたがい同士、時間をかけて穏やかに毛づくろいをする。食べ物をわけあい、病気や怪我をしたものをいたわる」そんな根源的な他者とのきずなを欠いたとき、人はどうなるだろう。

まちがいなく、人は巨大なチェスに似たゲームの指し手になり、ほかの人びとを駒《こま》として扱うだろう。それがサイコパス的な行動と欲望の本質なのだ。スキップが唯一心から望んだもの、それは勝つことだった。

スキップは愛の対象としてだれかを求めたことは一度もない。彼は愛せないのだ。友人や家族が病気になったり困ったりしても、心配をしない。**自分以外の人間には関心がない**ので、仕事で成功した話を両親や妻に聞かせることもない。自分の気に入った相手とディナーに出かけても、その時間を相手と分かち合うことはない。そして子どもが生まれたとき、彼はいやがりはしなかったがうれしそうにもしなかった。子どもといても真の喜びは感じず、成長を楽しみにすることもないのだ。

だが、スキップにできること、だれよりも得意なことが一つある。勝つことだ。彼は支配ができる。ほかの人びとを自分の思いどおりに動かせる。少年時代に彼は、カエルを思いどおりに殺すことができ、思いどおりに妹に悲鳴をあげさせることができた。そしていま、彼はもっと大きくてやりがいのあるゲームに手を染めている。人びとが生活のために苦労している世界で、スキップは人びとをあやつって三十前に早々と金持ちになった。

彼は高学歴の上司や、億万長者の義父までもばかにできる。世慣れた先輩たちをぎょっとさせ、陰で彼らをあざ笑える。国際的な場で大きな取引に口をだし、自分に有利なように交渉を運ばせて、しかもだれにも文句を言わせない。文句を言う者があれば、絶妙なタイミングのひと言ふた言で、相手の動きを封じる。彼は人びとを怯《おび》えさせ、攻撃し、腕を折り、将来をつぶし、金持ちの同僚をだまして、自分が支払うべき罰金を肩代わりさせる。彼は自分ならどんな女も手に入れることができ、どんな相手もあやつれると考えている。そのなかには、証券取引委員会のメンバーも入っている。

彼はスーパースキップであり、策略や詐欺行為にのみスリルを感じ、ゲームの腕を磨くことに専念してきた。彼にとってゲームがすべてなのだ。抜け目なく表にはださないが、彼はほかの人びとを間抜けなお人よしと見ている。感情的な愛着や良心を欠いた人間の心は、まさにそんな状態なのだ。人生は競技にすぎなくなり、ほかの人間は楯《たて》として利用され、動かされてやがては捨てられるゲームの駒でしかなくなる。

切手を盗みつづけたポストマン

もちろん、スキップほどのＩＱや容貌をもつ人は少ない。そもそも、サイコパスをふくめ、たいていの人は知能も容姿もふつうであり、平均的なサイコパスはスーパースキップとちがって、ゲームをしても国際的なエリート・リーグに入ることはない。

私もそうだが、現在の心理学者の多くは、一九七〇年代の大学生時代に見た資料映画ではじめてサイコパスについて学んだ。映画には「スタンプマン」と名づけられた男の、冴《さ》えない実例が記録されていた。彼は、生涯にわたってアメリカ各地の郵便局から切手を盗みつづけたのだ。切手を所有したり、売って現金に換えたりしたかったわけではない。彼は夜中に押し入って切手を奪ったあと、翌朝郵便局に出勤してきた局員が大騒ぎをし、警察が駆けつけるようすを、少し離れた場所から見物するのがひたすら楽しみだったのだ。

画面に映る瘦《や》せて顔色の悪いネズミのようなその男は、いかにも貧相だった。彼の知能はせいぜい並ていどで、スキップのように巧みな戦略で、億万長者を相手に世界を股《また》にかけた派手なゲームはできなかった。だが、彼もやはり切手を盗むというゲームをしていたのであり、心理的にはスキップの会社ゲームと驚くほど似ていた。

スキップとちがって、スタンプマンのやり方は野暮《やぼ》ったく、見えすいていたし、彼はいつも発見され逮捕された。裁判にかけられ、何度も刑務所送りになった。彼の人生は盗み、見物し、刑務所に入り、出所してまた盗むというくり返しだった。だが彼は気にしなかった。**自分の行為から生まれる結果については、まったく無頓着**だったのだ。彼にとってだいじなのは、ゲームをしては一時間ほど見物し、スタンプマンが人びとをあっと言わせたのを確認することだった。人をあっと言わせることは彼の勝利を意味しており、その点には裕福なスキップと同様、サイコパスの願望が表われている。ほかの人びとを支配したい——勝ちたい——という願望である。

そしてほかの人を支配する究極の行為が、その命を奪うことかもしれない。サイコパスの異常行動を考えるとき、多くの人がまず思い浮かべるのが、残虐な殺人者や冷酷な連続殺人犯だろう。たしかにサイコパス的殺人は、良心を欠いた精神のもっとも恐るべき例証にちがいない。そうした事件があると、新聞やテレビで派手に報道され、映画にもサイコパス的人物がよく登場する。自分たちの身近に、良心の呵責もなく冷酷に人を殺せるサイコパスの怪物がいると思えば、だれでも背筋が寒くなる。

だが、一般的な認識とは逆に、サイコパスの多くは殺人者ではない。少なくとも自分の手で殺すことはない。それは統計からだけでもわかる。アメリカでは人口の四パーセントがサイコパスだが、刑務所の中や、ギャングのいる地域や貧民街、戦争で破壊された地域をのぞき、殺人者がいる割合はそれよりはるかに低い。

一人の人間の中で精神病質《サイコパシー》と流血への欲望が重なり合ったとき、結果はまるで映画のような悪夢になり、現実とは思えない恐ろしい人物ができあがる。だが、たいていのサイコパスはポル・ポトのような大量殺人者でも、テッド・バンディのような連続殺人犯でもない。彼らの多くは私たちとおなじような、一見ごくふつうの人で、長いあいだサイコパスと見抜かれずにいる。たとえばスキップやスタンプマンのような人物だったり、子どもを道具として利用する母親、弱い立場にある患者の力を意図的に奪うセラピスト、誘惑して相手の心をあやつる恋人、あるいは銀行口座をからにして行方をくらますビジネスパートナー、人を利用したあと自分は何もしていないとうそぶく魅力的な〝友人〟だったりする。サイコパスがほかの人びとを支配する方法——確実に〝勝つ〟ために考えだす策略——は多種多様であり、暴力と結びつくのはほんの一部にすぎないのだ。

暴力行為は派手で、起きた場合はあたえるショックが大きいが、残虐な殺人は良心の欠如が生む典型的な行為ではない。それよりも、肝心なのはゲームだ。世界を支配することから、昼食代を払わないことまで、**勝つことがすべて**なのだ。ゲームの仕方はつねにおなじ——支配し、人をあっと言わせ、勝つ。感情的愛着や良心が欠けている場合、人間関係で残っているのは相手に勝つことだけだ。関係に価値がなくなると、相手を殺すことで支配を達成する場合もある。だが支配の仕方でもっと多いのは、カエルを殺す、性的な征服を誇る、友人をだまして利用する、チリの銅山を食い物にする、人が騒ぐのを見るためだけに切手を盗む、といったことだ。

彼らは自分にむなしさを感じるか？

サイコパスは自分の本性がわかっているだろうか？　仕事の中で、私はこのような質問を何度も受けた。とりわけサイコパスによって自分の人生を狂わされた人たちは、その点に関心をもっていた。まったく良心を欠いた人生を送る人間がいるとしても、少なくとも本人はその事実を認識すべきだと考えたくなるのが人情かもしれない。

だが、実際はそうはいかない。私たちが邪悪とみなす人たちの大半は、自分はまったく悪くないと考えている。サイコパスは自分のくだした決断にも、またその結果にも責任をもとうとしない。じつのところ、自分とは関係ないとして悪しき行為の結果から目をそらすこと——アメリカ精神医学会の用語を使えば「一貫した無責任さ」——は、反社会性人格障害の基本である。スキップに例をとれば、彼は秘書の腕を折っておきながら、抵抗した秘書が自分で勝手に腕を折ったのだと言った。良心をもたない人びとは、「自分はなにも悪いことをしていない」と言いたがる。

禁酒法時代にシカゴで幅をきかせたサディスト的なギャング、アル・カポネの有名な言葉がある。「俺は明日フロリダのセントピーターズバーグに引っ越す。だからシカゴのご立派な市民たちはたらふく祝い酒を飲むがいい。俺はこの仕事にうんざりした――苦労ばかりで感謝もされない。人生の一番いい時期を、世の中のためにつくしたっていうのに」

ほかのサイコパスはこんな御託《ごたく》はならべないし、とんでもない暴言を人に聞いてもらえるような立場にもない。彼らは自分が手をくだした破壊的な結果を目の前にしても、ただ「やったのは自分ではない」と言うだけだ。そして心からそう思っているような顔をするだろう。つまり、サイコパスには自意識も欠けている。ほかの人ときずなを結べないばかりか、**自分自身との関係も非常に希薄**なのだ。

しかも良心のない人びとは、自分がほかの人よりすぐれていると考えたがる。自分以外の者をお人よしで、間抜けなつまらない人間とみなし、なぜこれほど大勢の人たちが、だいじな野心のために人をあやつろうとしないのか理解できない。あるいは、人間はみなおなじだ――自分と同様、平気で悪事をする――たんに〝良心〟という絵空ごとを演じているにすぎないと決めつける。そして世の中でごまかしなく正直に生きているのは自分だけだとうそぶく。いんちきな社会で、自分だけが〝ほんもの〟なのだと。

とはいえ私は、サイコパスも意識のどこかずっと下のほうで、自分には何かが欠けている、ほかの人たちがもっている何かが自分にはないという、かすかなささやき声が聞こえるのではないかと考えている。というのも、実際にサイコパスたちが「むなしい」とか「うつろだ」と言うのを聞いたことがあるからだ。

良心のない人が妬《ねた》み、ゲームの中で破壊したいと望むのは、良心をもつ人の人格だ。そしてサイコパスが標的にするのは地球そのものや、物質的世界ではなく、人間である。サイコパスはほかの人びとにゲームをしかける。彼らは無生物の威力には興味をもたない。世界貿易センタービルが爆破されたのも、ねらわれたのはその中に人がいたから、そして大惨事を見聞する人びとがいたからだ。

言ってみれば、サイコパスも、人類そのものとなにがしかのきずなを保っているのだ。だが、彼らの中に羨望《せんぼう》を生むこの細いきずなは一面的で不毛であり、多くの人びとがおたがいにしめす複雑で生き生きとした感情的反応とはくらべものにならない。

あなたがほかの人にたいして「勝ちたい」という冷たい望みしか感じないとしたら、愛や友情や思いやりの意味は、理解できないだろう。あなたはただひたすら人を支配し、人を否定し、優越感にひたろうとする。ときどきふとむなしさや、漠然とした不満を感じるかもしれないが、それだけのことだ。そして、ほかの人間にたいして自分が何をしたかを完全に理解できなければ、自分の実体も理解できないだろう。スーパースキップ本人とおなじように、スーパースキップの鏡は嘘しかつかない。その鏡に魂の冷たさは映らない。スキップは、自分が意味や温かさがあふれる人生を送れたかもしれないことを、理解しないまま一生を終わるだろう。

3 良心が眠るとき

自由と引き換えに、眠りは永遠に失われる。
——トマス・ジェファソン

身体的なものが良心にあたえる影響

良心は、行動に意味をあたえるものだ。人と人との感情的なきずなに根ざす義務感である良心は、ほかの人間を支配するという、空疎なゲームから人を遠ざける。

その良心が、変化することはあるのだろうか。ゆらいだり、弱まったり、なくなったりすることはあるのか。

じつは、ふつうの人の良心もつねにおなじレベルで働きつづけるわけではない。変化する原因は、一つには必要に応じて働く人間の体の基本的な構造にある。人間の体が疲労や病気や怪我にあうと、良心もふくめたあらゆる感情的機能が一時的に弱まる。

わかりやすく説明するために、リーボックの飼い主である弁護士のジョーが、運転中に三九度の熱をだしたとしよう。たちまち彼の正常な感覚は狂いはじめ、高熱をおしても打合せに行こうとしたりする。道徳意識はどうなるだろう。ウィルスに容赦なく攻撃されたとき、ジョーは自分の愛するリーボックに食べ物を用意しなかったことを思い出すだろうか。

発熱したジョーは、健康体のときのようにその場で即座に優先順位をつけて予定を変更することはおろか、打合せに向かうエネルギーさえほとんどない。熱と気分の悪さで、リーボックの窮地にたいする感情的な反応は、自分自身のつらさとせめぎあう。良心はまだ支配的かもしれないが、病気で弱まったジョーは、おそらく自分の信念にそれほど確信がもてないだろう。抵抗の少ない選択をし、彼はそのまま運転をつづけ、なんとかもとの計画どおりに進もうとする。リーボックは完全に忘れられたわけではないが、しばらくは二の次に追いやられるかもしれない。

このように、私たちの良心は、ときとして善悪の判断力や道徳意識とはまったく無関係な、風邪のウィルスや、寝不足、車の事故、歯痛などに大きな影響を受ける。良心はなくなることはないが、体が衰弱したときは活力や集中力を失う。

肉体的衰弱以外にも、良心を危うくさせるものはある。それは大きな恐怖だ。病気になったり、重傷を負ったり、恐怖にさらされながらも、自分の感情的なきずなに忠実でありつづける人は、勇敢で英雄的に見える。たとえば、前線で戦うあいだ、みずから傷を負いながらも敵の銃撃から仲間を救いだす兵士などだ。このような行為が勇敢だと言われるのは、激しい苦痛や恐怖に襲われると、人の中の良心の声が負けてしまいがちなことを、だれもが知っているからだ。そしてリーボックのために、ジョーが三九度の高熱をおしてもわが家にもどったなら、彼の行為は小さいながらも英雄的とみなされるだろう。私たちはたんに微笑むだけでなく、彼の背中を軽く叩きたくなるにちがいない。

あるいは良心が悲劇的な障害によって破壊されることもある。たとえば統合失調症などの精神障害で、個人が妄想によって行動する場合だ。人間の脳がそのような障害を受けると、「声が私にやれと言った」という言葉が、冗談ではなく恐ろしい現実となる。そうした病気が一進一退する合間に、患者が正気を取りもどすこともある。そして自分が意志や良心に反して、妄想に突き動かされて行動したことに気づくのだ。

さいわい、身体的な要素が良心にあたえるマイナスの影響には、かぎりがある。戦場をのぞいて、私たちが傷を負いながら道徳的な決断を迫られる場面は日常的にはまずないし、自分を抑えきれなくなる妄想的な統合失調症も比較的数が少ない。そしてそのすべてをひっくるめても、新聞やテレビで騒がれるような大事件にはいたらない。統合失調症の患者が組織的なテロリストになる可能性は低いし、歯痛が憎悪犯罪を引き起こすこともめったにあるまい。

では、なにがそれらにつながるのか。

“もの”として見られる人たち

毎年七月四日の独立記念日に、私が住んでいるニューイングランドの小さな海辺の町では、砂浜で三階だての大きな焚《た》き火を焚く。乾いた材木をたがいちがいに釘《くぎ》で打ちつけて重ねあわせ、巨大な塔のような形のものが記念日の数日前に完成されるのだ。塔は火のまわりが速くなるように、材木のあいだに空気の流れるすきまが十分に開けられている。当日は消防署のボランティアが万一にそなえて待機するなか、暗くなると同時に火がつけられる。あたりはお祭り気分にあふれる。バンドが愛国的な曲を演奏し、ホットドッグやソーダ水が売られ、花火が打ち上げられる。そして焚き火が完全に燃えつきると、子どもたちは浜辺にもどり、消防隊員にホースで盛大に水をかけてもらう。

この行事は六〇年前からつづいてきたが、私は火を見るのがあまり好きではないので、二〇〇二年に友だちに誘われて一度行ったきりだ。大西洋岸のちっぽけな町に、群衆がひしめきあい、なかには八〇キロも離れた場所から見物にくる人までいた。日が沈むと、早く火をつけろと人びとが口々に叫びはじめ、ようやく薪《まき》に火がつけられると、いっせいに歓声があがった。火は抑制のきかない力のように上をめがけて走り、たちまち塔を包みこんで、夜空を赤く染めた。そして熱がやってきた。まるで固い物質でできた壁のような、恐ろしく耐えがたい熱風が、波のようにうねりながらしだいに力を増して群衆に襲いかかり、人びとはあわてて火から遠ざかった。私は一〇メートル、さらにまた一〇メートルと火から離れた。顔は焼けるようだった。焚き火がこれほどの熱をだすとは夢にも思っていなかった。

安全な距離まで離れて落ちつくと、楽しいお祭り気分がもどり、塔のてっぺんの飾りが火に飲みこまれたところで人びとのあいだから喝采《かっさい》が湧いた。家の形をしたその飾りは、いまや小さな地獄のようだった。私はその光景と、不安感と熱風に心がかき乱され、浮かれた気分にはなれなかった。そして十六、十七世紀に魔女が火あぶりにされた光景をさまざまと思い浮かべ、熱を浴びながら寒けを覚えた。人を処刑できるほどの火を実際に体験し、興奮してはやしたてる群衆を目のあたりにするのは、本で読むのとは大ちがいだった。そのことが頭から離れなかった私は、焚き火を最後まで楽しめなかった。

そして根っからの心理学者である私は、まわりの人びとを観察した。ここにいるのは、もちろん一六一〇年に魔女狩りをおこなった、バスク地方の人びとの子孫ではない。二〇〇〇年代に生きる、平和を愛する理性的な市民だ。ここには血に飢えた者も、良心を失った者もいない。笑い声が聞こえ、和気あいあいとした雰囲気がある。ホットドッグを食べ、ソーダ水を飲んで独立記念日を祝っているだけだ。私たちは道徳意識のない残酷な群衆ではないし、殺人行為を見物して楽しむようなことはけっしてない。万一、この火の中で人がもだえ苦しんだとしたら、ふつうの人は信じがたい光景にぞっとして麻《ま》痺《ひ》状態になるか、逃げだすだろう。とりわけ勇気のある人は、助けだそうとするかもしれない。

　だが、火あぶりになったのが、オサマ・ビン・ラディンだとしたら？　アメリカ市民にとって、世界でもっとも卑劣な悪人とされている人物が、目の前で処刑されているとしたら？　いつもは良心の声にしたがい、教会に通う非暴力的な人たちが、それを黙って見すごすだろうか。人が苦しんで死んでいく光景に、ぞっとして吐き気をもよおすかわりに、興奮したり、平然と見つめたりするだろうか。

　善良な人びとのあいだで、私はふと気づいた。その場合の反応が恐怖とちがってくるのは、人びとの目にオサマ・ビン・ラディンが人間とは映らないからだ。『悪の起源』を書いたアーヴィン・スタウブの言葉を借りれば、彼は「われわれの道徳世界から排除された」存在である。彼は人間ではなく、〝もの《イット》〟なのだ。そして不幸なことに、イットに変わった人間は、それだけほかの人びとを恐れさせる。

　テロリストのほかにも、〝イット〟として道徳的に排除すべきとみなされる人たちがいる。たとえば戦争犯罪人、幼児誘拐犯、連続殺人犯などには、その是非はべつとして、恩情措置をほどこす必要はないという議論がよくもちあがる。だが、たいていの場合、人を人として扱わない風潮は、深く考えたり意識されることがない。

　人類の歴史全体を通じて、人びとは罪のない多くの存在を敵視し、イットとして扱ってきた。歴史の折々に人間として扱われなかった民族やグループのリストは長く、私たちのほとんど大部分が含まれてしまう。たとえば黒人、共産主義者、資本主義者、ゲイ、アメリカ先住民、ユダヤ人、外人、魔女、女性、イスラム教徒、キリスト教徒、パレスティナ人、イスラエル人、貧しい人、金持ち、アイルランド人、イギリス人、アメリカ人、シンハラ族、タミル人、クロアチア人、セルビア人、フツ族、イラク人などだ。

そして集団の中に住みついたイットにたいして、その集団の指導者が排斥の命令をくだした場合は、なんでもありになる。良心はもはや必要なくなる。良心が私たちの行動を抑制するのは、仲間同士にたいしてであり、イットにたいしてではないからだ。イットは集団の中から排除される。彼らの家を奪い、家族を撃ち殺し、火あぶりにしても罰せられることはなく、称賛さえ受けるようになる。

良心は権威に弱い？

歴史を振り返ると、良心をもたない指導者が国民の良心に催眠術をかけて、大きな破局をもたらした例が何度もある。恐怖心をあおる宣伝をおこない、怯えた国民にイットこそが善《よ》き生活をさまたげる悪であり、人類全体にとって排除すべき邪魔者だと思いこませる。この宣伝が行き届くと、イットを情け容赦なく叩きつぶすことが、人びとにとって当然の使命になりはじめる。

その事実を考えると、数々の疑問が湧いてくる。なぜ人類はこの悲惨な事態を、壊れたレコードのように何度もくり返すのか。なぜ私たちは私利私欲や、自分が過去に体験した心理的問題にこだわる指導者の存在を許し、その煽動《せんどう》にのって戦争にまで突き進むのか。なぜスキップのような人間に、ほかの人たちを支配させるのか。私たち一人一人の良心はどうなっているのだろう。なぜ私たちは自分の感じたままに立ちあがらないのか。


一つ言えるのは、私たちが催眠状態に近い状態になるということだ。私たちは死ぬのはイットにすぎないと考える。もちろんつねに恐怖はつきまとい、無力感も感じる。私たちは群衆を見まわして、こう考える。多勢に無勢だ。ほかの人たちはだれも反対していない。あるいは、こんなふうにあきらめる。世の中はこんなものだ。政治というのはいつもこうだ。こうした感情や考え方は、私たちの道徳感を沈黙させる。

だが、権威者によって良心が無力にさせられることには、ほかの人びとを〝もの〟として見ることよりもっと本質的で、無力感より厄介で、そして恐怖より克服がむずかしい要素がある。ひとことで言えば、私たちは自分の良心にさからってまで権威にしたがうよう、プログラムされているのだ。

一九六一年と六二年に、コネティカット州ニューヘヴンで、イェール大学の教授スタンレー・ミルグラムが驚くべき心理学実験をおこない、それをフィルムに収めた。ミルグラムは良心に逆らってまで権威にしたがおうとする人間の傾向を実証しようと考えた。実験の基本的考え方について、彼はこう書いている。「道徳律の中でもっとも全世界的に受け入れられているのは、人は危険でも脅威でもない無力な相手に苦痛をあたえるべきではないという考え方だ。実験ではこの道徳律を、服従心の対極に置くことにした」

ミルグラムの実験は、あまりに露骨で、残された映像は四〇年間にわたって人道主義者や、疑うことを知らない大学生たちを憤《いきどお》らせた。実験では、おたがいに見ず知らずの二人の男が実験室にやってくる。記憶と学習にかんする実験とうたわれた、参加者募集の広告を見てきたのだ。被験者への報酬は四ドルと、交通費が五〇セントである。実験者（フィルム上ではスタンレー・ミルグラム本人）は、二人の男にこれは「学習における体罰効果」の実験だと説明する。二人のうち一人が「学習者」になり、別室に連れていかれ、椅子に座らされる。学習者は「よぶんな動きをふせぐため」と称して、腕を椅子に縛りつけられ、手首には電極がつながれる。そして二つの単語を組み合わせた言葉（青い箱、晴れた日、野生の鴨《かも》など）を記憶し、まちがえたら電気ショックをあたえられると言われる。まちがいをするたびに、そのショックが強くなるのだ。

もう一人の男は、この学習実験で「教師」役になると説明される。教師役は学習者が椅子に縛られ、電極につながれるのを見せられたあと、別室に通される。そこには「ショック送電器」と名づけられた、大きくて不気味な機械がある。ショック送電器には三〇個のスイッチが横に並んでおり、それぞれに一五ボルト刻みで一五ボルトから四五〇ボルトまでの電圧が記されている。数字のほかに、スイッチには「軽めのショック」から、不吉な「危険――深刻なショック」まで、言葉でも強度が示されている。教師には二単語からなる言葉のリストが渡され、別室の学習者の解答をチェックするように言われる。学習者が正解をだしたら――たとえば教師が「青い」と言ったら、学習者が「箱」と答えるなど――教師はつぎの言葉に移る。そして学習者の答えが不正解だったら、教師はスイッチを押して電気ショックをあたえねばならない。実験者は教師役に、最低のショックからはじめて、学習者が一回まちがえるごとにショックの強度を一段階上げるよう指示する。

別室の学習者は、じつは実験者に頼まれた役者で、実際には電気ショックを受けない。だがもちろん教師役はそれを知らない。この実験での本当の被験者は、教師役なのだ。教師が「学習テスト」を進めていくうちに、問題が生じてくる。ミルグラムの共謀者で、別室にいて姿が見えない学習者が、苦しそうな声をあげはじめるのだ。七五ボルトのところで学習者がまた不正解をだし、教師がショックをあたえると、学習者はうめき声をあげる。一二〇ボルトで、学習者はショックが苦痛だと実験者に叫ぶ。一五〇ボルトで、姿の見えない学習者は実験をやめてくれと訴える。ショックがさらに強まると、学習者の声はますます悲痛になり、二八五ボルトで、苦しそうな悲鳴をあげる。実験者――白衣を着たイェール大学の教授――は、ショック送電器の前にいる教師役のうしろに立ち、静かな声でときどき励ますような言葉をかける。「どうぞつづけてください」「この実験では、もっとつづける必要があるんです」「学習者がいやがっても、すべての言葉を正確に覚えるまで、あなたにやってもらわないと。ですから、どうかそのままつづけて」などと。

ミルグラムは同じ実験を、四〇人の被験者にたいしておこなった。すべて「日常生活では責任感も良識もそなえた」人たちで、高校教師、郵便局員、セールスマン、肉体労働者、技術者などだった。高校中退の人、博士号を取得した人、専門的な資格をもつ人など、教育レベルもそれぞれ異なっていた。実験の目的は被験者（教師役）が、ミルグラムという権威者に、倫理にもとる行為を強要されたとき、いつまで逆らわずにいられるかを調べることだった。悲鳴をあげて訴える者にたいして、たんに権威者から命じられたというだけで、どこまで電気ショックをあたえつづけられるだろうか。

私は大学の講義室でミルグラムのフィルムを心理学の学生たちに見せるとき、いつもこの質問にたいする答えを、あらかじめ彼らに予想してもらう。学生たちは、良心が働くと信じている。多くの学生が、被験者の大半は電気ショックを使うと聞かされたとたんに、実験室から出ていくと予想する。そして実験に参加した被験者もミルグラムに抵抗し、遅くとも別室の学習者がやめてくれと叫んだ段階（一五〇ボルト）で、実験者に向かって地獄に落ちろとののしるだろうと考える。そして学生たちは、「危険――深刻なショック」の四五〇ボルトまでスイッチを押しつづけるのは、異常なサディスト的被験者だけだと予測する。

だが、実際の結果はちがっていた。ミルグラムの最初の実験を受けた四〇人の被験者のうち三四人が、学習者がやめてくれと叫んだあとも、彼にショックをあたえつづけた。じつのところ、この三四人の被験者のうち二五人――つまり被験者全体の六二・五パーセント――が、実験者の言いつけに一度も逆らわず、別室の男がいかに懇願《こんがん》しようと叫ぼうと、最後（四五〇ボルト）までスイッチを押しつづけた。教師役の被験者は汗をかき、ぶつぶつ言い、頭を抱えながらもやめなかった。

最初の実験のあと、ミルグラムは実験のやり方をさまざまに変えた。たとえば、教師役は学習者にショックをあたえるスイッチを押さずに、言葉の記憶テストのために単語を叫ぶだけで、スイッチを押すのはべつの助手という場合もあった。このときは、四〇人中三七人（九二・五パーセント）が、最高のショックレベルに達するまでやめなかった。

さらに、それまでは教師役は男性だけだったが、ミルグラムは四〇人の女性を使った実験もおこなった。女性のほうが男性より同情心が強いだろうと予測されたが、結果はほとんどおなじだった。ただし女性の被験者のほうが、男性より強いストレスを訴えた。ミルグラムの手本にならった研究がほかのいくつかの大学でもおこなわれ、さまざまな職業の、男女一〇〇〇人の実験例が集まった。いずれも結果はほぼおなじだった。

服従についての研究でくり返し同じ結果がでたため、ミルグラムは人間の性格について学ぼうとする人びとに困惑と刺激をあたえる有名な発表をおこなった。「かなりの割合を占める人が、しかるべき権威からの命令だと了解したとき、その行為の内容にかかわりなく、また良心の制約もなしに、命じられたとおりのことをおこなう」

ミルグラムは、権威が良心を眠らせることができるのは、服従者が「思考を調整する」ためだとみなした。つまり、「この行動について自分には責任がない」と考えるようになるのだ。彼の頭の中で、自分はもはや道徳的に責任ある行動をとるべき人間ではなく、絶対的権威者の代行人にすぎなくなる。責任と主導権のすべては権威者にある。この「思考の調整」のおかげで指導者たちは秩序を築きあげ、支配をおこなえるわけだが、おなじ心理メカニズムが、自分の利益のみを追求する、有害なサイコパス的権威者に利用されてきたのも事実だ。

権威の大きさが服従心に影響する

権威者が人の良心をにぶらせる割合は、彼がどのていど権威を感じさせるかによって変わってくる。人は自分より下、ないし自分と同等の者から命令をくだされても、「思考の調整」をおこなわない。ミルグラムの最初の被験者のうち、途中でつづけるのを拒否した少数派の一人は三十二歳の技術者で、白衣を着たミルグラムを自分の同僚的な感じで見ていた。この被験者はショック送電器の前から離れると、憤然としてミルグラムにこう言った。「私は電気技師です。感電も経験したことがある……これは、すでに限度を超えていると思う」終了後にミルグラムが、別室の男にショックをあたえた責任はだれにあると思うかと彼に訊ねたとき、彼は実験者に責任があるとは言わなかった。かわりに、「責任はすべて私にあると思う」と答えた。

彼は高等教育を受けた専門家であり、教育は良心を働かせるための一つの要素にはちがいない。教育程度が人の良心を強くすると考えるのは、思いあがりであり大きな誤りだ。だが、教育が権威とされる相手の真価を見抜く力になり、それによって盲目的な服従が抑えられることがあるのは事実だ。

それと関連して、ミルグラムは一連の実験の中で、自分を科学者ではなく「ふつうの人」に見せかけて、被験者にショックをあたえる指示をだしたこともあった。白衣姿ではない「ふつうの人」に命じられた場合、被験者の服従度は六二・五パーセントから二〇パーセントに落ちた。外見や印象がすべてではないが、それに近いものはある。なかにはいかにもえらそうな相手に抵抗を覚える人もいるが、たいていの人は見るからに権威を感じさせる相手の言うことをきく。この傾向は、指導者や専門家の姿がテレビの魔術を通して日常的に眺められるいまの時代には、とくに不安をはらんでいる。テレビはどんな人物も、たいてい実物以上にえらそうに、威圧的に見せてしまう。

そして実物以上の大物に見せるだけでなく、テレビは身近で私的だ――私たちのリビングにまで入ってくる。権威が個人の良心に影響をあたえるもう一つの要素は、命令をくだす人間が近くにいることなのだ。ミルグラムは、自分が被験者とおなじ部屋にいない状況でも実験をおこなった。すると、被験者の服従度は三分の一に減少した。「ふつうの人」が命令をくだした場合とだいたい同じレベルである。そして権威が近くにいないとき、被験者はショックの低いスイッチを押して、「ごまかす」傾向もあった。

権威が近くにいるかどうかは、実際の場面で言うと、戦地での兵士の服従度に明らかに影響をあたえる。じつのところ人の良心は、殺すことにたいして驚くほどしっかりと一線を引いている――人間は本来戦争が好きなのだと考える人たちには、意外だろうが。正常な人はこの特徴が非常に強いため、軍事心理学者はそれを取り除く方法を考えねばならない。たとえば、軍部の専門家はすでに知っているが、兵士たちに確実に敵を殺させるためには、権威者が部隊に同行して命令をくだす必要がある。さもないと、戦場の兵士たちは殺せという上官の命令にたいして「ずる」をし、わざと的をはずしたり、発砲しそこなったりして、良心が命じる最も強い禁止事項を守ろうとする。

S・L・A・マーシャル准将は、第二次世界大戦の太平洋戦域について記録を書き、のちに同大戦のヨーロッパ戦域にかんする公式記録も残した。彼は第二次世界大戦での多くのできごとを書き残した中で、ほとんどの兵士が、司令官に目の前で命令をくだされたときは銃撃をおこなったが、司令官がいなくなると、銃撃の割合はたちまち一五から二〇パーセントのあいだまで低下したと述べている。マーシャルは、撃てと直接命令されない区域にいる兵士たちにきわめてほっとした雰囲気があったのは、「そこが安全だからというより、そこでは人の命を奪うことを強要されない安堵感のほうが強かった」と述べている。

元合衆国陸軍突撃隊員および落下傘部隊員だったデイヴ・グロスマン中佐は、著書『戦争と社会において殺人を学ぶ心理的代償』の中で、マーシャルの観察のほかに、FBIの調査による一九五〇年代および六〇年代に警察官が銃を発射しなかった割合、および南北戦争、第一次／第二次世界大戦、ベトナム戦争、フォークランド紛争など数々の戦争で銃がどのていど発砲されなかったかについてもとりあげ、こう結論している。「長い歴史をつうじて、兵士の大多数は敵を殺すべき状況で、殺せるチャンスがめぐってきたとき、〝良心的兵役拒否者〟の心境になる」兵士たちが敵の殺害に抵抗し、黙って見逃すことが多いという歴史的事実を考え、グロスマンは「人間の本質について、新たな心強い結論」に達した。「暴力と戦争が途絶えたことがないという伝統にもかかわらず、人間は本来、人殺しではないのだ」と書いている。良心の強い求めに逆らって、見ず知らずの相手に銃剣を振りおろし、引き金を引くには、人は徹底的に教えこまれ、心理的にあおられ、そばにいる権威者に命令されなければならない。

そして同時に、相手を人間として見ないことも必要だ。敵の兵士はもの《イット》にすぎないことを、自分の兵士たちの頭の叩きこむのだ。ピーター・ワトソンは、著作『心の戦い／軍部による心理学の利用と濫用』の中で、「敵国の習慣を愚《おろ》かしくあざ笑うべきものとして」、「敵国の重要人物たちを邪悪な神として」教えこむと書いている。

戦場の内でも外でも、前線にいる兵士にも祖国に残っている人びとにも、自分たちの戦争は善と悪との避けがたい戦いであり、聖戦でさえあると伝えること。歴史の中で、権威者たちが大きな戦争のたびごとに実行してきたのは、まさにそれだった。

ベトナム戦争もその例だ。戦争がはじまったとき、アメリカ人は自分たちが、そして自分たちだけが南ベトナムの人びとを恐怖と奴隷状態が支配する将来から救うことができると、くり返し教えこまれた。指導者の演説は私たちのリビングで放送され、つねにおなじ論調で絶対的に必要な任務、殺人を正当化する気高い使命が強く訴えられた。そして皮肉にも、良心は気高い使命を重んじるため、権威者たちは良識ある人びとの連帯意識をゆり動かすことに成功した。言い換えれば、良心はだまされることもあり、人を殺す場合は、かならずペテンが必要になる。

この心理学が軍部にふつうの人たちを殺人者に仕立てるテクニックを提供し、軍部がそれを利用するというのは、気の滅入る話だ。だが、闇の裏には希望の光も射している。人間は本来、殺人マシーンではない。戦場という絶望的なプレッシャーのもとでも、兵士が敵をわざと撃ちそこなうのは、権威にいかに耳をふさがれようと、人間同士のきずなから発する、「殺してはならない」という良心の声が聞こえるからだ。

本質的に流血をともなう戦争では、良心と権威とのあいだに究極のせめぎあいが起きる。良心は兵士に人の命を奪うなと命じ、権威は兵士に良心を押しのけ、戦場で敵を殺すよう説得する。そして兵士は心的外傷後ストレス障害（PTSD）に苦しみ、終生悪夢のような記憶につきまとわれ、鬱病、離婚、麻薬常用、潰瘍《かいよう》、心臓病などに悩むようになる。そしてベトナム戦争からの復員兵を対象にした調査によると、敵を殺すことを強いられない場所に配属されていた兵士は、兵役期間中ずっと祖国を離れなかった兵士と同じく、ＰＴＳＤの徴候を見せなかった。

良心を目覚めさせておく

スタンレー・ミルグラムは、私たちの少なくとも一〇人に六人は、えらそうに見える権威者を目の前にしたとき、いやな命令にもしたがう傾向があることを実証した。そして同時に服従しなかった者も、心理的に苦しむと指摘した。命令にしたがわなかった者は、自分を社会秩序に反した人間だと考え、自分は忠誠を誓った相手を裏切ったという思いを拭《ぬぐ》いきれない。服従は受け身であり、服従しなかった者は、ミルグラムの言葉を借りれば、「おのれの行動の重荷」を背負わねばならない。苦痛や恐怖を乗り越え、良心にしたがって行動することが勇気だとすれば、たとえ権威に逆のことを命令されても、良心をはっきりと目覚めさせておけることが、本当の強さだと言えるだろう。

たしかに強い力が必要だ。良心はさまざまな挑戦を受けるし、私たちに勝ち目は少ないのだ。

たとえば、話をわかりやすくするために、一〇〇人の成人でつくられた社会があったとしよう。そのなかにサイコパスは四人いる――彼らに良心はない。それ以外の、良心をもつ九六人のうち、なんの疑いもなしに権威にしたがう者が六二・五パーセント。その権威者が、攻撃的で支配的なサイコパスである可能性も高い。残りの三六人が良心と、自分の行動の重荷を背負う強さをもった人たちだ。割合は全体の三分の一強。勝ち目はゼロではないが、なかなかきびしい。

そして良心をもつ人たちにはべつの困難もつきまとう。意外かもしれないが、サイコパスはたいていの場合、ふつうの人と見分けがつかないのだ。つぎは、その点について、ドリーン・リトルフィールドの驚くべきケースをご紹介しよう。

4　世界一、感じのいい人

トレーダー・ヴィックスでピニャコラーダを飲む狼男を見た。そのヘアスタイルは完璧だった。

——ウォレン・ゼヴォン

患者を打ちのめす医師

ドリーン・リトルフィールドは、バックミラーに目をやった。自分が美しいことを願うのはこれで百万回目だ。美人のほうがずっとらくに人生を生きられるはず。睡眠が十分でメークもばっちりなので、今朝の彼女はきれいに見える。だがメークののりがわるくて疲れていたりすると、ぱっとしない顔だということは自分でもわかっていた。田舎から出てきた野暮ったい女のように見え、この黒いＢＭＷの運転席より牛の乳しぼりのほうが似合う感じになってしまう。

彼女は三十四歳で、少し顔色がくすんでいるが、肌にはいまも張りがあり、まだしわもない。だが鼻はいささかとがりすぎで、一番の難点である麦わら色の髪は、いくら手入れをしてもかさかさの縮れっ毛が直らない。さいわい体の線は文句なしだ。

ミラーから目をそらし、ライトグレーのシルクのスーツを眺める。オーソドックスだが、体にぴったりあっている。ドリーンはスタイルがいいうえに、動き方を心得ている。顔だちが冴《さ》えない女にしては、信じられないほど魅惑的だ。部屋に入ると、そこにいる男たちの視線がいっせいに集まる。それを思い出して彼女はにっこりし、車をスタートさせる。

アパートから一・五キロほど行ったところで、いまいましいマルチーズに餌《えさ》をやるのを忘れたのを思い出した。でも、かまわないわ。あの生意気なばか犬は、私が今晩帰るまでに死ぬこともないでしょ。ひと月前に衝動的に買った犬だが、いまでは自分があれを買ったことが信じられない。散歩させたら自分がエレガントに見えると思ったのだが、実際にやってみると散歩は退屈だった。いつかひまを見つけてあれを眠らせるか、だれかに売ってしまおう。私だって高いお金を払ったのだから。

精神病院の広い駐車場で、彼女はジェンナのくたびれたフォード・エスコートのとなりに車を停めた。ジェンナに、自分との差を見せつけられるように。もう一度ミラーに目をやってから、ドリーンは忙しい仕事ぶりが一目でわかるような、ふくらんだブリーフケースを抱えて車を降りた。病棟の上の、オフィスの並ぶ階まで階段を上がる。待合室を通りすぎるとき、彼女はその棟で事務員兼受付係をしている野暮ったいアイヴィーに〝あなたとは友だちよね〟と言いたげな笑顔を投げかけ、アイヴィーはぱっと顔を輝かせる。「おはようございます、リトルフィールド先生。わぁ、そのスーツ、素敵ですね！　ほんと、ゴージャス！」

「ありがと、アイヴィー。あなたって、いつでも私をいい気分にさせてくれるわね」ドリーンはにこやかに答える。「私の患者さんがきたら、ブザーで教えてくれる？」

　ドリーンは自分のオフィスに姿を消し、アイヴィーは頭を振って、だれもいない待合室でひとりごとを言う。「あの人って、世界で一番、感じのいい人だわ」

　時間はまだ八時前、オフィスのドリーンは同僚たちがやってくるのを窓から眺めた。ジャッキー・ルーベンスタインが、長い脚と気取りのない物腰で、建物のほうに歩いてくる。ジャッキーはロサンゼルス出身の穏やかな楽しい人で、美しいオリーブ色の肌が彼女をいつも素敵な休暇から帰りたてのように見せている。しかも優秀で、じつはドリーンよりはるかに頭がいい。そのためドリーンは内心、ほかのだれよりもジャッキーを嫌っていた。

　本当の話、彼女はジャッキーを殺したいほど憎んでいた。ドリーンとジャッキーは八年前、博士課程を修了後にこの病院に入り、友だち同士になった（少なくともジャッキーはそう思っていた）。そしていま、ドリーンはジャッキーが今年度の最優秀療法士《メントール》に選ばれるという噂《うわさ》を耳にした。二人は同い年だった。なんでジャッキーが、三十四歳で「最優秀」の賞をもらえるわけ？

芝生から建物を見上げたジャッキー・ルーベンスタインが、オフィスの窓辺にいるドリーンに気づいて手を振った。ドリーンは少女のような笑顔を見せて、手を振り返した。

このときアイヴィーがドリーンのブザーを鳴らし、その日最初の患者の到来を告げた。はっとするほどハンサムで体格もたくましいが、ひどくおどおどした表情の若者、デニスだ。有名な政治家の甥《おい》であるデニスは、病院用語で言えば、VIP（ベリー・インポータント・ペイシェント／とても重要な患者）だった。この名門大学付属病院には、そんなVIPが多かった。セレブ、金持ち、著名人の家族などだ。心理セラピーを受けているデニスは、ドリーンの患者ではなかった。ドリーンは彼の監督係だった。つまり彼に週に二回面接して、治療の進みぐあいはどうか、事務手続きに落ちはないかたしかめ、その時期がきたら退院を認める役目である。ドリーンはすでにスタッフから、デニスが今日、自分の退院について話したがっていることを聞いていた。もう家に帰れるほど回復したと考えているらしい。

監督の仕事と心理セラピーの仕事がわかれているのは、病院の方針だった。どの患者にも監督係とセラピストの両方がつく。デニスが敬愛するセラピストは、優秀なジャッキー・ルーベンスタイン博士。昨日ジャッキーは、デニスの回復ぶりがめざましいので、退院したら外来患者として診《み》たいと、ドリーンに話した。

　ドリーンのオフィスに入ってきたデニスは、低い椅子に腰かけ、なんとかドリーンと目を合わせようとした。退院できるほど回復したところを、見せたかったのだ。だが、彼はなかなか目を合わせられない。なぜか彼女のグレーのスーツにも、彼女の目つきにも怖いものを感じた。それでも彼はドリーンが好きだった。いつもとてもよくしてくれたし、ほかの人たちからも、リトルフィールド先生ほど患者思いの先生はいないと聞かされていたからだ。それになんと言っても、彼女はベテランだ。

　デスクの向こう側に座ったドリーンは、デニスを眺め、彼の顔の線と二十六歳のたくましい体つきをあらためて素敵だと思った。将来いくら遺産が入るのだろうと、想像をめぐらした。そしてようやく自分の役目を思い出し、母親のような微笑みで彼のおどおどした視線をこちらに向けさせた。

「今週はずいぶん調子がよかったらしいわね、デニス」

「そうなんです、リトルフィールド先生。今週はとても調子がよくて。ほんとの話、すっかりよくなった気がします。〝考え〟が浮かぶことも、前よりずっと減ったし。ここにきたときみたいに、しじゅう悩ませられることもなくなりました」

「なぜそう思うの、デニス？　もう悩ませられなくなったと思うのは、なぜ？」

「それは、ぼくがルーベンスタイン先生から教わった認知セラピーを、一生懸命やったから。効いたんです。そう、効果があった。そして……えーと、つまり、もう家にもどれそうな気がするんです。というか、あと少しで？　ルーベンスタイン先生は、そのあともずっと外来で診てくれると言ってました」

　デニスの言う〝考え〟とは妄想性の症状で、彼はときどき妄想に完全に支配されてしまうのだ。感じやすい十代のころ、勉強の成績が優秀で、ハイスクール時代にはラクロスのチームで花形選手だったデニスは、大学一年のときに精神を病んで入院した。その後七年、彼は妄想症状がぶり返すたびに入退院をくり返したが、完治することはなかった。

　妄想に襲われたときは、周囲の人たちが自分を殺そうとたくらみ、表面では嘘をついている、ＣＩＡの謀略《ぼうりゃく》で街灯が自分の頭の中を監視している、通りの車にはすべて捜査官が乗っていて、自分を連行して覚えのない犯罪のために尋問しようとしている、などと思いこんだ。彼の現実感覚は非常にもろく、猜疑《さいぎ》心《しん》は妄想が消えても残り、人とのつきあいをむずかしくさせていた。それは相手がセラピストでもおなじことで、誰一人信用したがらないこの孤独な若者と、ジャッキー・ルーベンスタインがセラピーをとおして良好な関係を築きあげたのは、奇跡に近かった。

「え、ルーベンスタイン先生があなたに、もう退院できる、そしてそのあとも外来で診てあげると言ったの？」

「ええ。先生はそんなふうに言ってました。つまり、ぼくがそろそろ家に帰れる状態になったと思うって」

「ほんとに?」ドリーンは、よくわからないわと言いたげな、とまどった顔をした。「私にはそうは言わなかったけど」

長い沈黙があり、デニスはみるみるうちひしがれていった。そしてようやく彼が口を開いた。「それって、どういう意味です?」

ドリーンは大げさに同情のため息をつき、自分のデスクから離れて、デニスのとなりの椅子にかけた。彼女が彼の肩に手をかけようとすると、彼はまるでぶたれるのを防ぐかのように、はっと身を引いた。そして窓の外をじっと眺めながら、質問をくり返した。「ルーベンスタイン先生がそうは言わなかったって、どういう意味です?」

ドリーンは妄想性統合失調症について十分知っていたから、デニスが世界で唯一の友と信じていたルーベンスタインに、裏切られたと思いこんだのがわかった。

「ルーベンスタイン先生はね、あなたの病気が前より確実に悪化したと私に言ったの。そして外来診療については、はっきりと、病棟の外で診るつもりはないと言ってたわ。あなたは危険すぎるからって」

ドリーンの目にも、デニスの心が窓の外に飛びだしていくのが見えるようだった。心は当分彼のもとにもどりそうになかった。彼女は言った。「デニス? デニス、大丈夫?」

デニスは動かず、口を開こうともしなかった。

彼女はつづけて言った。「いやなことを聞かせちゃって、ごめんなさい。デニス、きっと何かのまちがいよ。ルーベンスタイン先生があなたに嘘をつくはずはないもの」

だが、デニスは何も言わなかった。彼はこれまでたえず人から裏切られる恐怖と闘ってきた。だが、大好きなルーベンスタイン先生の裏切り、という今回の大波はあまりにもショックで、彼を石像のように凍りつかせたのだ。

デニスが完全に反応しなくなったのを見てとったドリーンは、電話で助けを呼んだ。たちまち二人の屈強な職員が、彼女のオフィスまでやってきた。ドリーンは上司らしくいかめしい表情をつくって、デニスを〝泊める〟よう命令した。〝泊める〟というのは、患者を鍵のかかっていない病棟から、もっと警備が厳重な鍵のかかる病棟へ移すことを婉曲に伝える表現だった。患者が〝泊められる〟のは、暴力的になった場合や、デニスのように深刻な再発を起こした場合だ。必要なときは拘束衣《こうそくい》を着させられ、薬を投与される。

ドリーンは自分が彼に話したことを、デニスがだれにもしゃべらないだろうと確信していた。デニスは妄想が強いから、自分の秘密をもらさない。そしてたとえだれかに話したとしても、信じてもらえまい。医師の言葉より患者の言葉を信じる者はいない。そしていま目にしたように、彼は当分のあいだ呆然としたまま、何についても口を開こうとしないだろう。

満足感にみたされて、彼女はジャッキー・ルーベンスタインがおいしいVIP患者を一人うしなったのをさとった。デニスは今後ジャッキーに激しい妄想を抱くはず。そしてとりわけ素敵なのは、ジャッキーが彼にたいする自分のセラピーにだいじなものが欠けていた、あるいはなにか傷つけるような発言をしたと考えて、自分を責めること。ジャッキーはこういう場面ではまったくの負け犬だ。みずから罰を引き受け、べつのセラピストに患者を引き渡してしまう。ルーベンスタイン先生が奇跡のセラピストだという噂も、これまでね。

強欲なサイコパス

ドリーン・リトルフィールドは、人格理論家のセオドア・ミロンが言うところの「強欲なサイコパス」、つまり人のもっているものにたいする欲望が異常に強いサイコパスである。すべてのサイコパスが強欲なわけではないが、良心の欠如と強欲さとが一人の人間の中で重なり合うと、恐ろしい存在ができあがる。人の貴重な〝もちもの〟——美しさ、知性、成功、強い個性——は、かんたんに盗みだすことができないため、強欲なサイコパスはその羨むべき特質を汚したり傷つけたりして、人から奪おうとする。ミロンは「彼らにとっての楽しみは、所有することより奪うことにある」と述べている。

強欲なサイコパスは、ほかの人たちとおなじ恵みをあたえられていない自分は、人生で不当にあつかわれていると思いこむ。そしてほかの人間の人生をひそかに破壊することによって、おたがいの立場を同等にすべきだと考える。自分は自然や環境や運命に軽んじられていると思い、ほかの人をおとしめることが、力をもつための唯一の手段と考えるのだ。そしてたいてい、標的にされたとは夢にも思っていない相手に報復をすることが、強欲なサイコパスの人生でもっとも重要で、もっとも優先順位の高い行動になる。

この目に見えない権力抗争がなにより優先されるため、強欲なサイコパスは人をだます力や危険をかえりみない大胆さをすべてそこにそそぎこむ。ゲームのために策略を練り、残酷であると同時に、常軌をはずれた自滅的でもある行動をとる。

こうした人間は私たちの日常の中で身近に存在するが、その行動は気づかれないことが多い。私たちは、まったく害のない相手に、だれかが危険で邪悪な復讐をくわだてるとは考えもしない。考えもしないことなので、実際にそれが起きても私たちの目には見えない。強欲なサイコパスのとる行動はあまりに突飛で、あまりに理不尽なことが多いため、私たちにはそれが意図的なものだとは考えにくく、起きたということさえ信じられない。そのため、サイコパスの本性は、なかなかまわりの人たちに見抜かれない。人目を避けなくても、かんたんに隠すことができるのだ——ドリーンが、知的な専門家たちが集まっている病院で十年近く隠しおおせたように。

強欲なサイコパスは羊の皮をかぶった狼だが、ドリーンの場合そのかぶりものはじつによくできていた。ドリーンは心理学者である。というか病院のだれもが、彼女を心理学者と信じていた。じつは、彼女はセラピストとしての資格も、博士課程の修了証ももっていなかったのだ。二十二歳のとき、彼女は故郷の州立大学でたしかに心理学で学士の資格を取得したが、それだけだった。そのほかはすべてジェスチャーゲームだった。病院が博士課程の修了者として彼女を雇ったとき、履歴書に推薦状が二通添えられていたが、どちらも誘惑に負けて彼女と関係をもった高名な学者が書いたものだった。立派な推薦状があるため、採用審議委員会も履歴書に記載された内容の真偽をたしかめず、博士号を取得したものと思いこんだ。そして彼女は、同僚も患者もだまされるほど巧みに心理学者らしくふるまった。人は本を読むだけで十分学べるというのが昔からのドリーンの信条であり、それを現場でみごとに証明してみせたのだ。

ドリーンは朝八時に回復間近の患者を面接し、なにも知らない同僚への報復として、患者を悲惨な妄想状態におとしいれ、鍵のかかる病棟に送りこんだ。そのあとの彼女のようすはどんなふうだったろうか。オフィスをのぞいたなら、平然と予定の患者たちを面接し、電話をかけ、書類仕事をし、会議へと出ていく彼女の姿が見えたはずだ。彼女の態度はごくふつう、あるいはふつうに近く、見た目にはいつもと変わらなかっただろう。

彼女はそれまで患者たちにたいしてあまり親身にならなかったかわり、めだった害もあたえなかった。精神病の入院患者に手練手管を使っても、無駄なことだ。彼らは、彼女が望むものをなにももっていない。彼らはすでに世の中から脱落しており、同じ部屋にいるだけで、自分のほうが上だと感じられる相手である。ただし魅力がありすぎたり、頭がよすぎたりする女性患者がいた場合はべつだ。そんなときは患者の中の自己嫌悪に少しばかり刺激をあたえて、高慢の鼻をへし折ってやる。患者の面接はいつも一対一であり、患者には自分が何をされたかわからないため、その事実はほかのだれにもさとられない。

だが、ドリーンは自分がほしいと思えるものをもっていない相手は、標的にしなかった。逆に自分より下の相手には、特別に愛想をふりまき、思いやりを見せた。羊の皮をかぶり、自分を特別いい人間で、やさしく、責任感があり、かわいそうなほどよく働くと見せかけたのだ。たとえば、ジャッキー・ルーベンスタインとデニスをひそかにおとしいれた日、彼女は帰りがけにアイヴィーのデスクに立ち寄って、親しげに雑談を交わすのを忘れなかった。事務員兼受付係のアイヴィーは、味方につけておけば重宝な存在だったのだ。

ドリーンは自分のオフィスから出てきて、待合室の椅子にどっと倒れこむと、こう言った。「ああ、アイヴィー！ 今日という日がやっと終わったわ！」

アイヴィーはドリーンより二十歳年上。太りすぎで、プラスティックのイヤリングをしている。ドリーンは彼女を内心みっともないと思っていた。

アイヴィーはやさしく答えた。「ほんとに、お疲れさま。そしてかわいそうなデニス！ 私はお医者さんじゃないけど、患者さんたちをよく見てるから。よくなったかと思ってたのに……私の勘ちがいだったのね」

「ううん、あなたはとても観察が鋭いわ。あの人、たしかに一時はよくなったの。この仕事って、ときどきほんとにつらいことがあるのよ」

もちろんアイヴィーは今朝、デニスが屈強な二人の男たちに病棟から連れだされるのを見ていた。

「私、リトルフィールド先生のことが心配だわ」

そう言ったとたん、アイヴィーはドリーンの目に涙が浮かぶのに気づき、声を低めてつづけた。「まあどうしましょ。今日はたいへんな日だったのね。立ち入ったことを言うようだけど、この仕事をするにはあなた、繊細すぎるのよ」

「いいえ、アイヴィー。ただ疲れただけ。もちろんデニスのことは悲しいわ。だれにも言わないでね――ひいきしてるみたいだから――でも、彼は私にとって特別な患者だったの。早く家に帰ってゆっくり眠りたいわ」

「そうしたいけど。でも緊急の用事があるし、書類仕事がまだ残ってるし、半徹夜にな

りそう」

アイヴィーはドリーンのふくらんだブリーフケースに目をやって、言った。「かわい

そうに。じゃ、もっと楽しいことを考えましょ。今日あったことを忘れられるような

……そうだ、あなたのマルチーズはどうしてる？」

ドリーンは手の甲で涙をぬぐい、にっこりした。「ええ、あの子は最高よ。ときどき

あんまりかわいくて、食べちゃいたくなるの」

アイヴィーは笑った。「だったら、きっといまごろあなたを待ってるわ。家に帰って、

ぎゅっとだっこしてあげたら？」

「だっこしないほうがいいかも。つぶしちゃいそうだから。あの子、ほんとにちっぽけ

なのよ」

二人は声をあげて笑い、ドリーンは言った。「アイヴィー、あなたって心理学者にな

るべきだわ。私の気分をいつも明るくしてくれるもの。明日の朝、また元気な顔で会い

ましょう。こうやって、なんとか頑張りつづけるしかないわね」

「ええ、また明日」アイヴィーは言い、ドリーンが重たいブリーフケースを下げて立ち

去るのを見送った。

ドリーンは駐車場に行き、そこでジェンナと顔を合わせた。ドリーンの車のとなりに停まっている、くたびれたエスコートの所有者だ。ジェンナは病院の新入り研修生で、受付係のアイヴィーとちがい、若くて頭がよく、美人だった。長くて美しいとび色の髪の持主で、ドリーンは彼女も標的にした。

「あら、ジェンナ。いまから帰るの？」

ジェンナはわかりきった質問に戸惑い、皮肉だろうかと考えた。研修生は奴隷《どれい》のように長時間残業するのが、当然と思われていたからだ。「ええ、そう。帰るんです。先生もですか？」

ドリーンは心配そうな顔をした。「チャトウィン棟の緊急会議には出ないの？」

チャトウィン棟の部長は、厳格でこわいトマス・ラーソン博士で、博士がジェンナの主任教授であることをドリーンは知っていた。もちろん会議など開かれていない。それはドリーンがとっさにでっちあげた嘘だった。

ジェンナの顔はたちまち蒼白《そうはく》になった。「緊急会議って？ だれからも聞いてませんけど。何時から？ 内容は？ 先生、知ってますか？」

ドリーンの物腰は女教師のようになり、腕時計に目をやって言った。一〇分前にはじまったはずよ。留守電のメッセージをチェックしなかったの？」

「もちろんしました。でも会議の話はぜんぜん入ってなかった。場所はラーソン博士のオフィス?」

「たぶん」

「わあ、どうしよう。行かないと……すぐに……いまから駆けつけます」

「そのほうがいいわね」

ジェンナはあわてたあまり、関係のないドリーンがなぜ急に決まった会議について知っているのか疑いもしなかった。

彼女は駐車場から飛びだすと、雨でぬれた芝生の上を革のパンプスで走り去った。ドリーンは、チャトウィン棟のある方角へと道を曲がっていく彼女を満足げに見送って、BMWに乗りこみ、バックミラーで自分のメークをチェックすると、家へと車を走らせた。翌日、ジェンナと出会って会議はなかったと言われたとしても、かまうことはない。肩をすくめて目をじっと見据えれば、ジェンナは引き下がるにちがいない。

サイコパスが有罪になる率は低い

ドリーン・リトルフィールドの行為は、資格なしにセラピーをほどこしていた点もふくめて、罪に問われることはないだろう。デニスの有力な伯父も、彼以外の患者やその家族も、彼女の正体をあばけない。病院側も、自分たちをあざむいた彼女を法的に訴えはしない。彼女は自分が犯した数々の精神的暴力行為にたいして、罰を受けることはないだろう。言ってみれば、彼女はサイコパスが有罪になるかならないかをしめす好例である。

じつのところ、人が良心を欠いた行為で捕まるのは例外的だ。人口の四パーセントがサイコパスだとすると、刑務所はサイコパスであふれ、その他のタイプの犯罪者は入れなくなるはずだ。だが、そうはならない。ロバート・ヘアおよび何人かの研究者が服役囚を調べたところ、アメリカの刑務所にいる囚人の中で、サイコパスはおよそ二〇パーセントにすぎなかった。ヘアと研究者たちはこの二〇パーセントは、「凶悪犯」（ゆすり、強盗、誘拐、殺人）および国家にたいする犯罪（反逆、スパイ行為、テロ行為）の五〇パーセントを占めるとも指摘したが、服役中のサイコパスは一〇人中二人だけだった。

言い換えると、有罪になる者は大半がサイコパスではない。むしろ、麻薬、児童虐待、家庭内暴力、何世代にもわたる貧困などのマイナス影響で犯罪行為に走った、ふつうの人が多い。この統計はまた、サイコパスの犯罪が私たちの司法システムの網に、ほとんど引っかからないことをしめしている。法的には、サイコパスが犯罪者になることはごく少ない。

たいていのサイコパスは、ドリーンのようにいつまでも人をあざむき、仮面をかぶりつづける。凶悪犯罪（誘拐、殺人など）だけは知能の高いサイコパスにも隠しおおせず、捕まる場合がある。だが、世の中のドリーン・リトルフィールドは、たとえ犯罪が露顕《ろけん》しても、めったに逮捕されない。サイコパスの大半は刑務所に入ることなく、私たちのあいだにいるのだ。

つぎの章では、良心をもつ人びとがサイコパスの存在を〝見抜いて〟、効果的に対処することがむずかしいのはなぜか、考えてみたい。その理由はサイコパスが使う恐怖戦術から、私たち自身の見当ちがいな罪の意識まで、さまざまだ。だがここではもう一度病院にもどって、ジャッキー・ルーベンスタインが経験した二つの奇跡をご紹介しよう。

デニスが鍵のついた病棟へ送りこまれて四日目の日曜日。人けのない病院で小型の車が一台、デニスのいる棟へと細い道を上がり、入口で停まった。その車から降りたジャッキーは、コートのポケットに手を突っこんで、まるで中世に使われたような大きな鍵を引っ張りだした。三階建ての病棟に出入りできる鍵だ。彼女はその重い鍵を手に握ったまま、建物に入った。うしろで扉が閉まる音がした。ジャッキーは、怯えた患者のデニスがもう一度自分と話をしてくれることを願って、やってきたのだ。彼のいる階に上がると、また鉄の扉が彼女のうしろで閉まった。デニスは緑色のビニールのソファーに座って、ついていないテレビをじっと見つめていた。彼はジャッキーを見上げ、一瞬目が合った。そしてうれしいことに、彼女にとなりにきて座ってほしいと合図をした。

そして最初の奇跡が起きた。デニスがしゃべったのだ。ジャッキー・ルーベンスタインに、ドリーン・リトルフィールドが言ったことを、長々と。そして第二の奇跡が起きた。ジャッキーがその言葉を信じたのだ。

その晩、彼女は自宅からドリーンに電話をかけて対決した。ドリーンはすべてを否定し、患者の妄想に振りまわされているとして、ジャッキーを見下し、非難した。ジャッキーがひるまないと、ドリーンはそんなばかげた話を病院でほかのだれかにしゃべったら、あなたの将来をつぶしてやると脅した。ドリーンとの電話を切ったあと、ジャッキーはロサンゼルスの友人に電話をして相談した。そして冗談半分に、私は頭がおかしくなっているのかも、と言った。

ジャッキーはドリーンが詐欺師だとは知らなかった。彼女から見ればドリーンは同僚である。そのため、上司に自分の言い分を聞いてもらうのはむずかしそうだと判断した。二人のあいだの個人的対立にすぎないと思われるだろう。最悪の場合は、自分の問題を患者の問題にすり替えていると言われかねない。それでも翌朝、彼女は自分の病棟の部長に会って何が起きたか話した。髭に白いものがまじる部長の顔が赤くなった。怒ってもいなさそうなのに、おかしなことだとジャッキーは思った。ひょっとして、以前うすうす感じたように、彼はドリーンと不倫関係にあったのだろうか。

部長はジャッキーの話を聞いたあと、ドリーンのように見下した態度はとらなかったが、知能の高い妄想症の患者の話は、うっかり信じたくなってしまうものだとていねいに注意した。そしてデニスの言ったことの中に、事実がふくまれているかどうかは疑わしい、この件でドリーンとのあいだに、いつまでもしこりを残さないでほしいとジャッキーに言った。こうしたいさかいは病棟に悪い影響をあたえる。そんなわけで、いつものように、ドリーンはなんのおとがめも受けなかった。だがさいわい、デニスにたいするジャッキーのセラピーはその後再開され、ほどなく彼は退院した。

ドリーン・リトルフィールドのジェスチャーゲームは、強欲なサイコパスのケースでよくあるように、外部の人間からの告発というより、挑発で終わりを告げた。ドリーンの場合、笛を吹いたのは、〈お客さま、ご用心を〉という地元のテレビ番組に月に二度出演している消費者保護運動家だった。ドリーンがデニスに心理的暴力をふるった六年後、この地元有名人の妻が、鬱病で入院し、まったくの偶然でドリーンがそのセラピーを担当した。妻のセラピーが自分たちの結婚生活を破壊していると考え、怒った彼は自分の専門知識を生かしてリトルフィールド博士の身上調査をおこない、たちまち彼女が何者か——というより何者でないか——をつきとめた。彼はただちに病院の渉外部長に連絡をとり、病院側がドリーンを即刻くびにして、自分の妻にべつのセラピストをつけ、妻の治療費を全額負担しなければ、ドリーンと病院のことをテレビで暴露すると談判した。彼は、妻の治療費を負担するのは、ほかの数百件の患者の治療費を払い戻すよりははるかに安上がりであり、ドリーンの経歴詐称が放送されたら病院はそれ以上の不利益をこうむるだろうと言った。

資料を見せられて、渉外部長はすぐに事情をさとった。ドリーンはアイヴィーが病院内で開いてくれた四十歳の誕生パーティーの最中に、突然管理棟に呼びだされた。渉外部長のオフィスには、彼のほかに、医療部長、看護部長（ドリーンをはげしく憎んでいるため、みずから出席を望んだ）が顔をそろえ、ドリーンに、いまから警備員が車まであなたに同行し、あなたが病院の敷地内から出たことを確認すると言い渡した。ドリーンは三人にたいして、あなたたちは大きなまちがいを犯している、あの消費者保護運動家は私が嫌いなので嘘をついているのだ、あなたたちを訴えるといきまいた。

彼女は出てゆき、十四年病院に勤めたというのに、その後彼女の噂を聞いた者はだれもいなかった。病院の役員会は世間を騒がせ、信頼性をうしなうのを恐れて、事件を表沙汰にしないことにした。そして彼女があっさり消えてくれたので、だれもが安堵のため息をついた。看護部長とジャッキー・ルーベンスタインは、ドリーンがべつの州のどこかの病院で、まだ心理セラピーをつづけているのではないかと、内心考えている。

なぜ良心をもった人たちのそろった病院が、べつの場所でまた悪事を働く可能性のあるドリーンを、そのまま黙って立ち去らせたのだろう。そもそもなぜ、精神病院の人たちに彼女の正体が見抜けなかったのか。そして一般に人はなぜ自分たちの身近にいる破壊的な嘘つきや詐欺師に、気づかないのだろう。

つぎにご紹介するように、それらの質問にたいする答えは、しだいに解明されはじめている。そしてサイコパスにたいする対応にも、変化が起きはじめている。

5 なぜ人は身近なサイコパスに気づかないのか

人の自信をゆるがすことは、たやすい――それも猛烈に。
そこにつけこんで人の心をくじくのは、悪魔のわざだ。
――ジョージ・バーナード・ショー

良心のない人たちが使うさまざまなテクニック

うまく罪を逃れられる自信があったなら、ドリーン・リトルフィールドはジャッキー・ルーベンスタインを自分のBMWで轢《ひ》き殺したかもしれない。そして、ジャッキーにかぎらずだれかを殺しても、罪の意識や良心の呵責《かしゃく》を感じず、人をあやめたあとの恐怖にも襲われなかっただろう。血圧も、少なくとも犠牲者にたいする感情では、上がったりしない。ドリーンにそんな感覚はない。自分の行為の結果を嘆くような良心を、もちあわせていないのだ。

ふつうの人がだれかの命を奪ったら、たとえその相手を憎んでいたとしても、ショック状態になり、人生が変わるほど苦しみ悩む。ドリーンはおなじことをしても、自分が捕まりさえしなければ、勝利を感じるだろう。正常な感情の働きとサイコパスの心の動きとのちがいはあまりに大きすぎ、ふつうの人には理解できない。そこでたいていの場合、私たちはそんな感情の欠落が存在するなどと考えもしない。その結果、私たちは自分の身を危険にさらすことになる。

実際に人の命を奪わなくても、ドリーンは周囲の人びとに測り知れない被害をあたえた。じつのところ、ほかの人びとをおとしめることが、彼女の第一目標なのだ。心理セラピストを装い、その権威を利用して人を罠《わな》にかけ、復讐作戦をつづけるあいだに、彼女はいつか患者を自殺に追いこんだかもしれない。それなのに、患者の自殺防止に心血をそそいでいる病院のスタッフは、十四年ものあいだ彼女の正体を見抜けなかった。しかもドリーンの嘘があばかれたあとも、彼女を罰しようとせず、ただ出ていくのを見守っただけだった。

なぜ良心ある人びとは、それほど目が見えないのか。そしてなぜ、自分自身や自分の愛する者を、良心なき人びとから守ろうとしないのだろう。その答えは、人がサイコパスに出会ったときの、感情や思考の動きと関係がある。私たちは恐れ、現実感覚をうしなう。サイコパスの行為を目のあたりにしても、これは自分が勝手に思いこんでいるだけだ、大げさに考えているのだ、自分にも責任があるなどと考える。だが、サイコパスにたいする私たちの心理的反応をくわしく調べる前に、まずはサイコパスが私たちから抵抗力を奪うために使う、恐るべきテクニックについて見てみよう。

魅力を武器にする

彼らのテクニックその一は、相手を魅了することだ。そして社会的な力として、魅力はあなどれない。

ドリーンはここぞと思うときには、非常に魅力的になれた。そしてすでにおなじみのスキップは、仕事仲間をあやつって会社で急速に出世するために、自分の魅力を利用した。そして矛盾するようだが、魅力はサイコパスの大きな特徴だ。良心なき人びとの強烈な魅力やいわく言いがたいカリスマ性については、多くの犠牲者が口にし、学者たちもサイコパスの診断上の特徴として挙げている。

私が診療にあたった犠牲者の多くは、サイコパスとつきあいはじめたのも、苦痛をあたえられながら関係をつづけたのも、相手があまりに魅力的だったからだと語った。「彼女をずっと前から知っていたような気がした」「彼にはほかの人にないエネルギーが感じられたんです」人びとが首を振りながら、こんなふうに話すのを何度見てきたことか。

サイコパスの魅力は、捕食動物がもつカリスマ性に似ている。たとえば私たちは大型の猫族を目にすると、しなやかな体の動き、人を寄せつけない雰囲気、そして強さに魅せられる。だが、わるい場所でわるいときに豹《ひょう》に遭遇した場合、その目に見つめられると相手はその視線を避けられず、体が麻痺してしまい、餌食《えじき》として最後を迎える（ここでは豹を例にだしたが、サイコパスの犠牲者は爬虫類の比喩を使うこともある）。

サイコパスの獣のようなカリスマ性をさらに有効にするのが、一般の人の危険を求めたがる傾向である。危険な人は魅力的だとよく言われるが、サイコパスもたしかにいろいろな点で危険だ。彼らは危険な状況や選択を好み、ほかの人たちをそれに巻きこんでいく。ふつうの人も、ときには小さな危険やスリルを楽しむ。私たちはわざわざお金を払って、巨大なローラーコースターに乗って死にそうな思いをしたり、残虐なスリラー映画を見て悪夢にうなされる。こうしたスリルを楽しむ私たちの傾向が、リスクに手をだしたがるサイコパスを、いっそう魅力的に見せる。日常の枠をはずれたことを言う人物と知り合い、危険な計画に誘われるのは胸が躍《おど》るものだ。

君のクレジットカードを使って、今夜パリに飛びたとう。君の貯金でビジネスをはじめよう——ありえない計画に思えるだろうが、ぼくらが力をあわせればぜったいうまくいく。海岸まで行ってハリケーンを眺めよう。いますぐ結婚しよう。この退屈な集まりから抜けだして、二人きりでどこかに行こう。エレベーターの中でセックスしよう。君の金を、いま情報を仕入れたこの株に投資しよう。Tシャツとジーンズで、あのレストランに入ってやろうじゃないか。君の車でどこまでスピードがだせるか試してみよう。

こうした台詞が、サイコパスの〝突飛さ〟や刺激を求める傾向、そして魅力を表わしている。文章にして読むと、底意がみえすいて笑ってしまうが、こんな接近の仕方がつねに成功をおさめるのだ。彼らは私たちに、自分の暮らしが退屈な規則に縛られて輝きをうしなっていると思わせる。そしてもっと意味のある、胸の躍る人生を送っている彼にしたがうべきだと考えさせる。

蛇の誘惑に負けて楽園を追放されたイブの話にはじまって、歴史の本や有名な小説には、危険を好む邪悪な人間の巧みな口先と魅力で、人生を破壊された人びとの物語があふれている。サムソンとデリラ、デュ・モーリアの小説『トリルビー』に登場する催眠術師スヴェンガリとそのとりこになったトリルビー、ロシア皇后アレクサンドラと怪僧ラスプーチン、『太陽がいっぱい』のディッキー・グリーンリーフとリプリー、ニール・サイモンの芝居『リヴァー・シティ』の主人公で音楽教師を騙《かた》るハロルド・ヒルなどなど。

現実の世界でこうした人びとに出会った場合、かすり傷ですめばさいわいだ。サイコパスの魅力に惑わされた犠牲者は、不幸な場合、一生消えないほどの深い傷を負わされてしまう。

ぼくと君とは似た者同士だ

しかも、サイコパスは私たちが彼らを知っている以上に、私たちをよく知っている。私たちは相手に良心がないことをなかなか見抜けないが、良心を欠いた人間はだれが善良でだまされやすいか、即座に見分ける。スキップは子どものころから、自分のために花火を手に入れてくれる相手を見分けた。成人してからは、ジュリエットなら何十年も自分に連れ添い、自分のあやしげな行動に文句ひとつ言わないだろうとすぐさま見抜いた。ドリーン・リトルフィールドは、受付係のアイヴィーをだましやすい相手だと見てとり、ジャッキー・ルーベンスタインが人一倍責任感の強い思いやりのある人間であることを、十分に理解した。

サイコパスはだれかを恰好の獲物と見てとると、その相手をじっくり観察する。どのように相手を操作し利用すべきか、そのためには相手をどのようにうれしがらせ魅了すべきか、考える。そしてさらに、サイコパスは親近感を強めるこつを心得ていて、犠牲者に自分と似たところがあると言って近づく。犠牲者はサイコパスと縁が切れたあとまで、自分の心をつかんだ台詞をよく覚えている。「ぼくと君は似た者同士だ」「あなたとは心が通じあえるの」などだ。あとから振りかえれば、これらの台詞はまさに屈辱的だが、相手の心をつかむことに変わりはない。

そしてまた、サイコパスは性的な誘惑に弱い相手を恐ろしいほどよく見分ける。性的誘惑もサイコパスがよく使う手だ。たいていの人にとって、性的関係は（一時的であっても）感情的結びつきをともなうものである。良心を欠いたサイコパスはそうした結びつきを利用して、ほしいものを手に入れる――献身、経済的支援、情報、勝利感、あるいは正常を装うための一時的関係などだ。これもやはり文学や歴史によく登場するが、それがどれほどサイコパスに力をあたえ、個人や集団に害をおよぼすかを理解している人は少ない。

組織に身を置くサイコパスは、その魅力に惑った一人か二人の存在のおかげで、自分の正体を隠しおおせる。たとえばドリーンは、自分と性的関係をもった二人の人物に書かせた推薦状で、心理学者を装うことができた。そしてジャッキーがドリーンの正体を明るみにだそうとしたとき、第三者である病棟の部長が、おそらくおなじ背景からだろうが、それを押しとどめ、魅力あふれるリトルフィールド博士は、さらに六年間病院にとどまることができた。

得意わざは空涙

だが、性的誘惑は彼らの手口の一つにすぎない。人はサイコパスの演技力にも惑わされる。良心なしに人生を組み立てるには、欺瞞《ぎまん》や幻想が必要になる。そこで知的サイコパスは演技が巧みになり、プロの役者なみのテクニックまで駆使する。

そして皮肉にも、自在な感情表現がサイコパスの第二の天性になる。相手の悩みや情熱にたいする興味津々な態度、胸を叩いて訴える愛国心、正義感あふれる憤り、謙虚に赤らめる顔、悲しげなすすり泣き。思いどおりに流す空涙《そらなみだ》は、サイコパスの得意わざだ。アイヴィーの同情を引くために、ドリーンは患者のデニスについて空涙を流した。そして、犬を安楽死させたときは、犬の病気が猛烈な苦痛をともなうものだったので〝そうするしかなかった〟という話をでっちあげ、ふたたびアイヴィーの前で盛大に泣いたにちがいない。

サイコパスは、**相手に自分の正体がばれそうになったとき、とりわけ空涙を使う**。だれかに追いつめられると、彼らは突然哀れっぽく変身して涙を流すので、道義心をもつ人はそれ以上追及できなくなってしまう。あるいは逆の出方をする。**追いつめられたサイコパスは、逆恨《さかうら》みをして怒りだし、相手を脅して遠ざけようとする**。ドリーンが最終的に解雇されたとき、病院の部長たちにとった態度がそれである。

生まれついての役者である彼らは、社会的・職業的役割をフルに利用する。それがすばらしい仮面になってくれるからだ。役割は複雑な社会に秩序をあたえるものであり、私たちにとってはきわめて重要なものだ。人は異常な行動を目にしても、それをしたのがたんなるドリーン・リトルフィールドではなく、ドリーン・リトルフィールド博士であれば、疑いをもつことはめったにない。博士という肩書は、明確なプラスの意味をもっており、人は博士と呼ばれる人物についてあまり詮索《せんさく》をしない。

おなじことが会社組織、宗教組織、教育組織の中で役割と肩書をもつ人物、あるいは国家の指導者や親にも言える。人は教会の司祭や市の行政官、高校の校長やスキップのようなビジネスの天才の行動に、さほど疑いをもたない。私たちはこうした人びとの言葉を信じがちだ。役割のもつ意味で個人を判断してしまうからだ。人は近所の家の子どもの育て方に口をだしたがらない。たとえ虐待の気配を感じても、「親はあの人なんだから」という言い方で目をふさいでしまう。

そしてまた、相手にやさしさや、創造力や、鋭い洞察力を感じたとき、人は相手の実際の行動から目をそらす傾向がある。たとえば、私たちは動物が好きだと言う相手を、いい人と思いがちだ。そして芸術家や教養人を感じさせる相手には、点が甘くなる。ひとつには、そういう人たちに異常者はいないと思っているからだ。そのような見方は、一般的には前向きなのだが、ときにはそれが真似のうまいサイコパスに扉を開くことになる。

人びとをあおるのがうまい

もっとわるいのは、情熱と思いやりにあふれた指導者にたいする私たちの尊敬が、破滅的な目的のために濫用された場合だ。医師や聖職者や親など、気高い使命を主張する相手にたいして、私たちはその使命の気高さを個人に重ね合わせ、その個人にしたがう傾向がある。

『集団心理・国際ジャーナル』の発行人で編集長のベンジャミン・ウルマンはこう書いている。「攻撃的サイコパスが多数の人びとにたいして、ほとんど催眠術的な恐るべき支配力を獲得したとき、人間の残虐性は増加する。歴史上には指導者、予言者、救世主、導師、独裁者その他のサイコパス的誇大妄想者が民衆の支持をとりつけて……人びとを暴力へと煽動《せんどう》した例があふれている」

こうした〝救世主〟が、自分の目的のためにふつうの人びとの心を捉えようとする場合、たいていまず君たちこそよりよい世界をつくりだす善なる人びとだと呼びかけ、自分の攻撃的計画にしたがえば、それが実現できると訴える。

少しばかりこみ入っているが、人びとの良心の目がくもらされるのは、社会を成立させるために必要なプラスの要素を、サイコパスが武器として使うためだ。共感、性的きずな、社会的・職業的役割、やさしさや創造力にたいする敬意、よりよい世界を目指す意欲、権威をもった規律などである。

そして恐ろしいことをする人間は、外見的には恐ろしいことをしそうに見えない。〝悪魔の顔〟はしていないのだ。残虐な背景を知らなければ、サダム・フセインの顔はふつうのおじさんのようであり、いかにもやさしい笑顔を浮かべることもあったと伝えられている。おなじように悪の権化とされるヒトラーの顔も、何も知らなければ、どちらかと言えば滑稽《こっけい》な、間抜けな人物に見えるかもしれない。両親を斧《おの》で殺害したリジー・ボーデンは、マサチューセッツのフォールリヴァーにいた、ヴィクトリア朝風のレースの襟《えり》をつけたふつうの女性とそう変わらない。三六人を殺害したテッド・バンディはハンサムで、死刑囚になってからも女たちから結婚を申しこまれた。チャールズ・マンソンの目つきには、生き生きとした無邪気な表情があった。

私たちは相手の外見でその人柄を判断しようとするが、たいていの場合うまくいかない。現実の世界では、悪者がいかにもそれらしい顔をしていることはないのだ。狼男やハンニバル・レクター、あるいは〈サイコ〉のアンソニー・パーキンスのようには見えない。彼らはむしろ、私たちとおなじような顔をしている。

ねらわれた人は自分を責める

サイコパスにねらわれるのは、たとえそのサイコパスが暴力的なタイプでなかったとしても、非常に恐ろしい体験だ。一九四四年に、ジョージ・キューカー監督は〈ガス燈〉という心理的なサスペンス映画を製作した。イングリッド・バーグマン扮する若く美しい女性が、シャルル・ボワイエ扮する邪悪だが魅力的な夫によって、自分は狂っていると思わされる物語である。

夫は数々の汚い手を使う。その一つが、数年前に何者かに殺害された叔母の屋敷で、夫の留守中にガス燈がひとりでに消え、バーグマンが屋根裏で物音がするのに気づくというものだ。もちろん、屋根裏の物音の話も、ひとりでに消えるガス燈の話も、バーグマンはだれにも信じてもらえない。そして彼女はしだいに自分の正気を疑いはじめる。

〝ガス燈〟は、そんな状況を表わす英語の慣用句にもなった。ボワイエは暴力的ではなく、バーグマンを殴《なぐ》ったりはしない。だがじつは彼はそれよりはるかに悪質で、彼女に自分の神経を疑わせるのだ。

ジャッキー・ルーベンスタインも、自分がサイコパスの標的にされたのをわからせようとして、ドリーン・リトルフィールドがデニスになにをしたか、周囲に訴えた。そして自分が正気を失いそうに感じて、友人に電話をかけた。だが病棟の部長からは、丁重ながらはっきりと、妄想症の患者であるデニスの話を信じるなど、少し頭がおかしいのではないかとほのめかされた。

ジャッキーが罪のない患者にドリーンが邪悪な行動をとったのを知ったとき、まず頭に浮かんだのは、「なぜあの人が、こんな恐ろしいことを？」という疑問だった。サイコパスの行動を知ったとき、人びとはつねにこのおなじ疑問を抱く。しかも〈ガス燈〉の罪のない新妻と同じように、多かれ少なかれ自分の精神状態を疑いはじめる。そしてサイコパスがなにをしたか人に打ち明けると自分自身の正気が疑われるため、話すのをためらうようになり、口を閉ざしてしまう。

私はサイコパスに標的にされた何百人もの患者に話を聞き、ある集団の中で、サイコパスの存在がついにだれの目にも明らかになったとき、集団にいる何人かは以前からその人物に疑いを抱きながらも黙っていたという例が少なくないことを知った。一人一人が〝ガス燈〟状態になり、頭がおかしいと思われかねない秘密を、自分自身の中にしまいこむのだ。

「なぜあの人が、こんな恐ろしいことを？」私たちは自問する。「あの人」というのは、一見ふつうに見える人、という意味だ。それは肩書をもち、動物を愛し、親であったり配偶者であったりする人だ。魅力にあふれ、夕食あるいはそれ以上をともにした相手かもしれない。

そして「こんな恐ろしいこと」とは、説明のつかない奇怪なマイナス行動を指している。なぜ頭がよくてハンサムで恵まれたスキップが、小動物を虐殺したりするのか。そしてなぜ、仕事のうえで目ざましい成功を遂げ、億万長者の美しい娘と結婚しながら、秘書の腕を折って自分の評判を危うくするのか。なぜ、心理学者で世界一感じのいい人であるリトルフィールド博士が、回復しかけている患者、しかも重要な患者に、心理的な暴力をふるったりするのか。さらになぜ彼女のように地位を確立した医師が、若い研修医をほんの少しおどすためだけに、すぐにばれるのを知りながら、無意味な嘘をつくのか。

サイコパスの行動を目のあたりにしたとき、私たちはそんな疑問を抱く。そしてたいていの場合、納得のいく答えは見つからない。いくら考えても、「なぜ」なのか想像がつかないのだ。どうしても信じられないため、私たちは自分の誤解だ、あるいは自分が大げさに受けとりすぎたのだと考える。

そう考えるのは、サイコパスとふつうの人との心の動きがまったく異なっており、彼らの欲望や行動の動機が、完全に私たちの経験の外にあるためだ。ふつうの人がドリーンのように患者を精神的に傷つけたり、スキップのようにだれかの腕を折ったりするのは、相手にひどくおびやかされたり、怒りなどの強い感情につき動かされた場合だけだ。ふつうの人は、こうした行動を自分の楽しみのためにおこなうことはできない。

サイコパスは〝勝つ〟こと、支配のための支配を目指して、人びとのあいだでゲームをおこなう。ふつうの人たちは、この動機を頭では理解できても、実際に目にすると、あまりに自分とかけはなれているため、〝見すごす〟ことが多い。サイコパスはたんにゲームのために、自滅的な行動をとりがちだ。スタンプマンは、二、三年に一度、郵便局員や警察官を一時間ほど右往左往させるスリルを味わうために、人生の半分を監獄ですごした。ドリーンは自分の同僚のキャリアを少しばかり傷つけるために、自分自身のキャリアを喜んで棒にふろうとした。こうした行動は、私たちには理解できないし、信じられない。そしてまず私たち自身の見方を疑ってかかる。

「善い人たちって、いつも自分が正しいと思ってるのね」

この自分を疑う傾向は、極端に走ることが多い。そのひとつの例を、有名な犯罪者バーバラ・グレアムにたいする、三〇年にわたる大衆の反応に見ることができる。

一九五五年、三十二歳のグレアムは、メイベル・モナハンという老未亡人を残酷に殺害した罪により、サンクエンティン刑務所で処刑された。モナハム夫人は、宝石を隠しもっていると噂されていた。グレアムは二人の共謀者とともに彼女の家に押し入り、宝石が見つからないので、グレアム（〝ブラディ・バブズ〟とあだ名されていた）は手にした拳銃で老婦人の顔を形がわからなくなるほど殴り、しまいには枕で窒息死させた。

死刑執行の直前、ブラディ・バブズは「善い人たちって、いつも自分が正しいと思ってるのね」と言い残した。この言葉は静かに、ほとんど同情するかのように口にされた。人を〝ガス燈〟状態にさせる、効果満点のよくできた台詞だった。人びとはグレアムにたいする自分の見方を疑いはじめ、彼女の残虐行為より、三人の子どもの魅力的な母親という彼女の役割のほうに注意が向くようになった。その死後、彼女は同情的な議論の的になり、証拠が十分そろっているにもかかわらず、いまなおグレアムを無実だとする人びとがいる。

そんななかで、彼女にかんする映画が二本作られた。どちらも〈私は死にたくない〉という題名で、一作目はスーザン・ヘイワードが主演しその演技でオスカーを受賞した。もう一作は一九八三年のテレビによるリメーク版で、リンゼー・ワーグナーが主演している。どちらの版でも、サディスティックな殺人者グレアムは、罠にはまって誤解された悲劇の女として描かれている。

「善い人たちって、いつも自分が正しいと思ってるのね」というグレアムの最後の言葉は、事実と正反対であるがために、いっそう〝ガス燈〟状態を引き起こした。実際には、善良なる人びとは、自分が完全に正しいとは思わないものだ。善良な人びとは、たえず反省をくり返し、良心に照らして自分の判断や行動を吟味《ぎんみ》しようとする。自分に疑いをもつ良心は、自分を確実に正しいと認めることはめったになく、認めた場合も不安を拭《ぬぐ》いきれない。だれかを不当に罰しているような、あるいは自分が非良心的行動をおこなっているような気分になる。

結局のところ、バーバラ・グレアムは私たちが彼女を理解する以上に、私たちを理解していた。そして彼女の最後の言葉は、良心ある人たちの理性を超えた感じやすい心のボタンを押し、不安を感じさせたのだ──自分たちが「確信をもちすぎた」のではないかと。

自分にたいする不信感に加えて、たいていの人は本能的に、善悪を絶対的なものではないと捉えている。私たちは心の中で、一〇〇パーセント善人も、一〇〇パーセント悪人もいないと考えている。哲学や神学のうえでは、いないと言えるかもしれない。なんといっても、ユダヤ教およびキリスト教では、悪魔自身が堕天使なのだ。だが──心理学のうえでは、感情的な愛着にもとづく制約の感覚をもつ人びとと、その感覚をもたない人びとがたしかに存在する。そしてこれを理解しそこなうと、良心ある人びとが危険にさらされることになる。

では、私たちは身近にいるサイコパスを、どうすれば見分けられるだろう。つぎの章では、その問題についてとりあげてみよう。

6 良心をもたない人の見分け方

その昔、砂漠で一人の老僧が旅人に言った。神の声と悪魔の声はほとんど聞き分けられない。
――ローレン・アイズリー

善良な人は目をつぶりがち

診療経験の中で、私がもっとも多く受ける質問の一つが、「どうすれば、相手が信頼できるかどうかわかるんでしょう」だ。

私の患者は心的外傷《トラウマ》を負った人たちで、その大半はほかの人間に傷つけられたのだから、そう訊ねたくなるのも当然だろう。そしてまたこの問題は、そんな体験をしていない多くの人たちにとっても、非常に重要である。

人は相手が信じられるかどうか、相手に良心があるかないかを探りたがる。とくに自分と親しい関係にある相手について、また新たに出会った魅力的な相手について、どのていど良心のある人だろうかと、期待をこめて推し量ろうとする。

信用できない人物は、特別なシャツを着ているわけでも、額にしるしがついているわけでもないので、私たちはおもに当て推量に頼って相手を判断する。そして、なんの根拠もない「三十歳以上の人は信じられない」「男は（あるいは女は）信じられない」「だれも信じられない」といった言い方がはびこる。人はたとえ十把ひとからげであっても、なにか基準がほしいのだ。それは、だれもが警戒すべき相手を知りたがっている証拠と言えそうだが、こうした大雑把なとらえ方はなんの効果もなく、もっとわるいことに、私たちの生活に不安や不幸を生みがちだ。

相手と長くつきあう以外に、人の信頼度を測る絶対確実な基準やリトマス試験紙はない。この不確実さは人間の条件のひとつでもあり、たとえ信頼度を調べる効果的な方法が見つかったとしても、それは人を傷つける、屈辱的で不当なものと思われかねないだろう。

だれを信じるかということにかんして、私たちはみなまちがいを犯す。そしてそのまちがいの度合いは人によって差がある。

こうした前提に立ったうえで、人から信頼できる相手を知る方法を訊ねられたとき、私は悲観的な面と楽観的な面があると答えることにしている。悲観的な面では、現在一〇〇人に四人は良心をもたない人たちがいるのは事実で、そういう人たちは絶対に信用できない。楽観的な面では、少なくとも一〇〇人に九六人は良心の制約を受けており、責任感があり、かなり信頼できる。私たちが経験する人間関係は、九六パーセントくらいは安全なはずだ。私はそんなふうに話す。

ではなぜ、世の中がこれほど不安に思えるのだろう。なぜ六時のニュースにも、身近なところにも、いやな話があふれているのか。たった四パーセントの人間が、すべての混乱のもとだなどと、考えられるだろうか。

多くの人は、悪しき事件をサイコパスと結びつけて考えたがらない。特定の人間だけが根っからの恥知らずで、ほかの人たちはちがうと認めるのがむずかしいからだ。それは人間の「影の理論」とでも言うべきもののためだ。影の理論――人はだれもみな、ふつうは表にでない「影の部分」をもっているという考え方である――は、極端に言えば、一人の人間にできることは、すべての人にもできるという主張につながる。言い換えれば、状況しだいでだれもが、死の収容所の司令官にさえなれるというわけだ。

皮肉なことに、善良でやさしい人ほど、この理論の極端な形を受け入れ、自分たちも特殊な状況に置かれたら、大量殺人を犯すかもしれないと考える。だれにも少しばかり影の部分があると考えるほうが、一部の人間だけがつねに道徳の闇の部分に生きていると考えるよりも、民主的で人を糾弾するような感じが薄らぐ（不穏当なところも少ない）気がするのだ。良心が完全に欠けた人間は、実際には悪魔と同じではないが、印象はぶきみなほど近い。だが善良な人びとは、悪魔の化身の存在を信じたがらない。

もちろん、だれもが死の収容所の司令官になれるわけではないが、他人の恐ろしい行動に目をつぶる人は多い。心理的拒否反応、人をものとして見ること、権威への盲目的服従などで、それをおこなうのだ。この世界が安全ではないという問題について訊ねられたアルバート・アインシュタインは、こう答えている。「世界が危険な場所であるのは、邪悪な人間がいるからではなく、それにたいしてなにもしない人たちがいるためだ」

人はついサイコパスに同情する

良心なき人びとにたいして行動を起こすためには、まず彼らを見分ける必要がある。どうすれば、二五人に一人ほど存在する、良心を欠いた潜在的に危険な人物を探しだせるのだろう。相手が信用できるかどうかは、長くつきあってみなければわからない。人間はそのようにできているのだ。だが、信用できる相手——というより信用できない相手——を見分けることは、急を要する。

信じてはいけない相手を、どうやって見分けるか。それにたいする私の答えに、たいていの人は驚くようだ。多くの人は、正体がかいま見えるぶきみな行動や動作、おどすような言葉づかいなどを予想する。だが、私はそういうものの中に、頼りになるヒントはひとつもないと答える。**最高の目安になるのは、おそらく〝泣き落とし〟**だと。もっとも頼りになるヒント、平気で悪事をする人びとのあいだでもっとも普遍的な行動は、ふつうの人が予想するように、私たちの恐怖心に訴えるものではない。**私たちの同情心に訴える**ものなのだ。

それをはじめて学んだのは、私がまだ心理学の大学院生のときだった。私は、すでに〝サイコパス〟と認められ、裁判を受けた患者に面接する機会があった。彼は暴力的ではなく、言葉たくみに虚偽のもうけ話をもちかけて客から金を巻きあげる詐欺師だった。この人物と、彼をつき動かす動機に興味を抱いた私は、こう訊ねた。「あなたにとって人生でだいじなものはなんです？　一番ほしいものは、なに？」私は「金もうけ」とか「刑務所の外の自由」などという答えを期待していた。ところが、彼はなんのためらいもなく答えた。「ああ、答えはかんたんさ。俺がなにより好きなのは、**ほかの人間から哀れんでもらうこと**。一番ほしいのは、人の同情だね」

私はびっくりし、かなりむかついた。「刑務所から出ること」あるいは「金もうけ」という答えのほうが、まだ彼を好きになれたと思う。そして私はとまどった。なぜこの男は、よりによって人からの同情を望んだりするのだろう。信じられなかった。

だが、二五年にわたって被害者たちから話を聞いてきた現在では、サイコパスがなぜ同情を買うのが好きなのか、私にはとてもよくわかる。その理由は、善良な人たちが、かわいそうな人間にたいしては、殺人をも見逃しがちだからだ。そのため、ゲームの続行を望むサイコパスは、同情を誘うような演技をくり返す。

善良な人びとからの同情は、称賛以上に——そして恐怖以上に——好き勝手にできる力をあたえる。人はだれかに同情するとき、少なくとも当座のあいだは、無防備になる。そして人間同士を集団としてまとめあげる数々の前向きな要素——社会的・職業的役割、性的なきずな、創造的な人にたいする尊敬、指導者への敬意など——と並んで、だれかに同情するときの感情的なもろさも、サイコパスに利用される。人は平気で悪事を働く相手をかばったりしてはいけないとわかっていながら、哀れっぽいようすを見せられると、つい許してしまう。

同情や哀れみは、それにあたいする人が不幸な目に遭った場合には、プラスに働く。だが、同情するにあたいしない相手、つまり行動がつねに反社会的な人間から強いられた場合は、危険であり、警戒すべきだ。もっともわかりやすい例が、サイコパスの夫から暴力をふるわれる妻だ。夫は妻を殴ったあとキッチンテーブルの前にすわり、両手で頭をかかえ、俺は自分が抑えられない、俺は情けないダメなやつだとうめく。すると妻は心の中で許さなければと思いはじめる。

ほかにも数えきれないほどの例があり、なかには暴力夫以上にたちがわるいケースや、相手の無意識の中に同情心を刷りこんでいくケースもある。その過程で良心をもつ人びとは、まるで人物あてクイズのような状況に置かれる。背景の絵柄（同情を求める訴え）が邪魔をして、もっとだいじな隠された絵（反社会的行動）が見えなくなってしまうのだ。

あとから振り返ると、同情を買うためのサイコパスの言動は、まるで理屈にあわず、背筋を寒くさせる。スキップは秘書の腕を折っておきながら、同情されるべきは自分のほうだとほのめかした。ドリーン・リトルフィールドは、自分を働きすぎで、患者の苦しみを見ていられないほど繊細な神経の持主だと見せかけた。美人で魅力的なバーバラ・グレアムは、刑務所の中で記者たちに、社会が自分と子どもたちのあいだを引き裂いたと話した。また、一九四五年の戦争犯罪を裁くニュルンベルク裁判で、死の収容所で警備をしていた士官は、火葬の任務は悪臭がひどくて猛烈にいやだったと証言した。さらには英国の歴史家リチャード・オヴリーのインタビューに答え、その職務中はサンドイッチが食べられなかったともらしたのだ。

サイコパスはどんな社会的契約も尊重しないが、自分の利益のためにそれを利用するすべは知っている。じつのところ、悪魔が実在したなら、私たちの同情を激しくそそることだろう。

だれを信じるべきか判断するとき、忘れてはならないことがある。**つねに悪事を働いたりひどく不適切な行動をする相手が、くり返しあなたの同情を買おうとしたら、警戒**

を要する。その両方の特徴をそなえた人物は、かならずしも大量殺人者とはかぎらないし、まるで暴力的なところがない場合もあるだろう。それでも友人として、ビジネスパートナーとして、あるいは結婚相手として、近づいてはならない相手と言えそうだ。

かわいそうなルーク

社会的契約のなかで、もっともだいじな要素はなんだろう。愛だろうか。ここで六時のニュースでは報道されない、ある女性の災難についてご紹介しよう。

私の患者のシドニーは美人ではなかった。四十五歳の彼女は、白髪まじりのすすけたようなブロンドの髪に、でっぷりしたおばさんタイプの体型で、魅惑的とは言えなかった。だが、非常なインテリで、学問的にも職業的にも数々の業績をあげていた。

彼女は生まれ故郷のフロリダ州の大学で、三十歳前に疫学の助教授になった。薬剤に含まれる麻薬が人体におよぼす影響について研究をおこない、結婚する前にはマレーシア、南米、カリブ海沿岸諸国を広く旅していた。フロリダからマサチューセッツ州に引っ越したあとは、ケンブリッジを本拠とする民族薬理学のグループの顧問になった。だが、私がなんといっても好きだったのは、彼女のやさしい物腰と、人生を思慮深く、反省しながら歩んでいる点だった。よく覚えているのは、十五分ずつの短いセラピーのあいだに聞いた、彼女の話し声のやわらかな温かさだ。

シドニーはルークという男性と離婚した。離婚のせいで彼女のたくわえはすっかりなくなり、借金まで背負った。裁判で息子のジョナサンの親権を確保するために、そうせざるをえなかったのだ。ジョナサンは私が会ったときは八歳で、両親の離婚当時はわずか五歳だった。ルークが金のかかる訴訟を起こしたのは、ジョナサンを愛していたためではなく、自分を家から追いだしたシドニーに腹を立てたためだ。

彼らの南フロリダの家には、プールがあった。ルークはプールが好きだった。

「私がルークと知り合ったとき、彼は粗末な狭いアパートに住んでいました」シドニーは私に言った。「そのときすぐに赤信号を感じるべきだったんです。ニューヨーク大学の大学院まで行った人が――専門はなんと都市計画よ――あんなひどいところに住んでいるなんて。でも、私は気にしなかった。彼はそのアパートには大きな共用プールがあって、それが気に入っていると言ってたわ。そして私の住まいにプールがついているのを見て、とても喜んだんです。情けないでしょ。夫はプールのために私と結婚したの。まあ、完全にそうとは言えないけど、あとから考えれば、あたらずといえども遠からずね」

シドニーはルークの生活態度や、彼が自分の何に惹かれていたのかを、見すごしてしまった。自分がまれにみる相手を見つけたと思ったからだ。きわめて教養の高い魅力的な三十五歳の、妻も元妻もいない、自分と興味が一致していそうな、やさしい男性である。

「彼は最初のうち、とてもやさしかったわ。私を外に連れだして。いつも花を買ってきてくれて。彼は言葉つきのやわらかい、穏やかな魅力のある人で、彼との会話は楽しかった。彼もやはり学者タイプで――というか私はそう思いこんだんです。知り合ったとき、彼は大学時代の友だちのつてで、都市開発計画の仕事をしてました。いつもスーツを着ていたわ。そして私は彼と大学の構内で出会った。出会いの場所としては、いかにも素敵で、相手を信頼できそうでしょ？　ルークは、ぼくらは似たところが多そうだねと言い、私もそう思ったんです」

二週間ほどたったころ、シドニーは、ルークが二十歳くらいのときから、何人もの女性とつぎつぎに同棲していたことを知った。いつも女性の家に転がりこみ、シドニーと知りあった当時狭いとはいえ自分の住まいで暮らしていたのは、珍しいことだったのだ。だが、ルークにのぼせあがったシドニーは、この事実も無視した。そして彼女は彼も自分を愛していると考えた。彼がそう言ったからだ。

「私はただの野暮ったい学者。それまでだれも、私に恋をささやいたりしなかった。だから楽しかったわ――正直に言うと。あいにく、その時期が短すぎたわね。でもとにかく……野暮ったい三十五歳の仕事人間だった私が、突然ベールの長さが七メートルもある真っ白なウェディングドレスを夢見るようになったんです。そんなことは生まれてはじめてでした。そんなのは自分とは関係ない、おとぎ話だと思ってた。その私が結婚を望み、計画まで立てるようになったのです。

彼が何人もの女性と同棲したと聞いても――なんと、私は彼に同情したんです。ルークが理想の相手を探していたんだとね。相手はたいてい彼をすぐに追いだしたらしいわ。いままでは私にもその理由がわかるけれど、そのときはわからなかった。私は彼を、なんて孤独で、かわいそうな人かしらと思ったんです」

出会ってから六週間後、ルークはシドニーの家に引っ越してきた。そして八カ月後に、二人は結婚した。そしてその二カ月後に、シドニーは妊娠したのを知った。前から子どもがほしかったのだが、自分は一生結婚しないだろうと思っていた彼女は、夢がかなって狂喜した。

「奇跡のように思えました。とくに赤ちゃんが動きはじめてからは。私はたえず自分に言い聞かせてたの。『このお腹の中に、まったく新しい人がいる。これまでいなかっただれか、私が一生愛しつづけるだれかが』って。信じられないほどうれしかったわ。ルークは私ほど興奮しなかったけれど、子どもはほしいと言ってました。ただ自分はちょっと不安なだけだと。彼は妊娠中の私を醜いとも言ったの。でも私は、彼がほかの男の人たちより正直なだけだと思った。皮肉でしょ？

私は赤ちゃんができたことがうれしくて、すでにわかっていた事実を、認めまいとしてたのかもしれない。妊娠のあいだに、私はこの結婚はうまくいかないとさとりました。お医者さんから最初の三カ月がすぎれば流産の危険性はなくなると聞いていたので、四カ月目に入ったとき、私はベビーベッドを買いに行ったんです。それが配送された日のことを覚えています。ルークが帰ってきて、仕事を辞めたと言ったの。唐突に。私という女がもう彼と別れられないのを、見抜いたみたいに。子どもができたら、私は彼とやっていくしかない。今後はしかたがないから、彼の経済的面倒も私がみるようになる。彼がなぜそう考えたかわかります。彼は、家族の体裁をたもつためなら、私がなんでもすると思ったのです」

もちろん、ルークはそれを口にだしてはだれにも言わなかった。彼はシドニーにも、彼女の友人にも家族にも、自分は鬱病で、気分が沈みすぎて仕事ができないと話し、ほかの人がそばにいるときは、いつも黙りこみ、憔悴《しょうすい》したようすをつくり、いかにも憂鬱そうにした。しかも周囲の人たちが、はじめての父親は鬱になりやすいと言ったため、シドニーにとって問題はさらに複雑になった。

「でも私は、彼が鬱病だと思ったことはありませんでした」シドニーは言った。「どこかへんでした。私自身もときどき少し鬱になったけど、それとはちがっていた。たとえば彼は、自分がしたいことをするときは、猛烈に元気でした。そして――こまかいことのようだけど、私はほんとに頭にきました――彼は治そうとしなかったんです。私はセラピーにかかるか薬を飲むかすべきだと言ったのに、彼はそういうことをひたすら毛嫌いしたのです」

ジョナサンが生まれたとき、シドニーは出産休暇を二カ月とり、ルークも仕事を辞めたので、家族三人がいつも家にいることになった。だがルークは生まれたばかりの息子の面倒をほとんどみず、プールサイドで雑誌を読むか、友だちと出歩いてすごした。ジョナサンが泣くと、ルークは腹を立て、癇癪《かんしゃく》を起こし、静かにさせてくれとシドニーに頼んだ。

「被害者みたいにふるまうんです。赤ちゃんが泣くと、耳をふさいで苦しそうな表情をつくって、部屋を歩きまわるの。まるで自分がひどい目に遭わされているみたいに。私に同情してくれとでも言いたげでした。へんだったわ。私は帝王切開で産んだので、最初のうちは手を借りたかったけれど、やがてはジョナサンと二人きりのほうがいいと思うようになりました」

シドニーにはじめての父親は鬱になりやすいと言った人たちが、今度は新人パパは自分の子どもをどう扱えばいいのかわからず、しばらく距離を置きたがるものだと言った。彼らは、ルークには同情と忍耐が必要なのだと彼女をさとした。

「でもルークは、その人たちが言うように『距離を置こう』としていたわけではなかった。彼はたんに興味がなかったんです。彼にとってジョナサンは、ぼろ布とおんなじ。それも、厄介なぼろ布ね。でも私は、みんなの言葉を信じたかった。私がなんとかがんばって、十分な理解と忍耐をそそげば、すべてがうまくいくと信じたかったの。私たちもいつかほんものの家族になれる——心からそう信じたかったんです」

産休の期間がすぎてシドニーが仕事にもどっても、ルークはプールのそばを離れなかった。彼がジョナサンの面倒を見てくれないのは明らかだったので、シドニーはアルバイトの斡旋所に連絡して、昼のあいだベビーシッターに子どもの世話を頼んだ。二週間ほどすると、若いベビーシッターが、いつも家にいながら子どもにまったく興味をしめさない父親を見ていると、「ぶきみ」だとシドニーに言った。

「自分の赤ちゃんなのに、なぜ見向きもしないんでしょう。あの方、ほんとに大丈夫なんですか？」彼女はそっとシドニーに訊ねた。

ルークが口にしていた言い訳を少し変えて、シドニーは答えた。「夫はいまちょっとつらい時期なの。あの人をあてにしないでくれたら、きっとうまくいくわ」

シドニーは、日焼けしたルークがプールサイドでゆったりとくつろぐ姿を、ベビーシッターがガラス戸越しに眺めるようすを、真似してみせた。ふしぎそうに首をかしげて、「かわいそうな人」と小さな声で言ったのだ。

シドニーは話をつづけた。「そう、〝かわいそうな人〟。かわいそうなルーク。私もときどきそう思ってました。無意識のうちにね」

人に依存するタイプのサイコパス

だが、じつはシドニーが結婚した相手は〝かわいそうな人〟などではなかった。鬱になった新米の父親でも、つらい人生を送る人間でもなく、サイコパスだった。

ルークはわずらわしい責任感などもたず、肉体的暴力は振るわないにせよ、行動には危険な事実が映しだされていた。ルークにとって、社会の原則や個人同士の結びつきは、自分の利益になるときにのみ存在した。彼はシドニーに愛していると言い、結婚までした。それは彼女がこつこつと築きあげた快適な暮らしの中で、ヒモとして落ちつくためだった。彼は妻のもっともだいじな夢を、彼女を操作するために利用した。息子はいらだちのもとでしかなく、自分と妻とのあいだのかすがいとして、なんとかがまんしているだけの存在だった。

やがて彼は、シドニーまで無視するようになった。

「まるで下宿人がいるみたいでした。部屋代も払わない、感じのよくない下宿人。彼はただそこにいるだけでした。ほとんどいつもべつべつに暮らしていました。ジョナサンと私はいつも一緒だけど、ルークはべつ。彼がなにをしていたのか、よく知りません。

ときどき一日、二日いなくなることがあったけれど。どこに行ったかも私は知らない――もうなにも気にしなくなってたんです。飲み友だちを連れてきたり。いつも予告なしなので、困ることもあったわ。そして彼の電話代はずいぶんかさみました。でも、たいていいつもプールサイドに座っていて、天気のわるい日は家の中でテレビを見たり、コンピューターゲームをしたり。それも十三歳の子が遊ぶようなゲームです。

ああ、そうそう、何カ月かリトグラフに凝ったこともありました。なぜだか、一時熱中したんです。新しいのを買ってきては――どれもすごく高いのよ――私に見せにきました。子どもみたいに。三〇枚くらい集めたかしら。そしてある日、突然やめてしまった。もうリトグラフに興味なし、終了って感じで」

サイコパスはほんの束の間、激しくなにか――趣味、計画、人との関係など――に熱中することがある。だが、のめりこんだり、後を引いたりはしない。そうした熱中はわけもなく突然はじまり、おなじように突然終わりを告げる。

「私には新婚の夫と生まれたばかりの赤ちゃんがいました。人生で最高にしあわせなはずの時期だったのに、最悪の時期になりました。私が疲れきって仕事から帰ると、ベビーシッターから、ルークが一日じゅうジョナサンに目もくれなかったと聞かされるの。そしてまもなく夫は私をひどくいやがるようになり、私は寝室で眠ることもできなくなった。恥ずかしいけれど、私は一年間ゲストルームで眠ったんです」

シドニーが私に話をするにあたって最もつらかったのは、自分の身に起きたことにたいする強い屈辱感だった。彼女はこう言った。「自分があんな人間と結婚したことを認めるのが、どれほど恥ずかしいか想像できないでしょう。しかもそのとき私は子どもじゃなかった。三十五という歳で、世界じゅうを何度も旅していた人間なのに。もっと世間をよく知っていてもいいはずだったのに。私には目がなかった。なにも見えていなかった。でも言い訳するようですが、まわりの人たちにも、やっぱり見えていなかったと思います。いまになって、彼があんな人間とは思わなかったとだれもが言うわ。そしてだれもが『ルークの障害』について、ちがうことを口にします。私が当事者じゃなかったら、笑えるわね。統合失調症から注意欠陥障害まで、ありとあらゆる病名があがるのよ。信じられる？」

驚くにはあたらないが、そのなかでルークは良心が欠如しているせいで、妻や子どもへの義務をはたさなかったのだと指摘する者は一人もいなかった。ルークは、ふつうの人が想像するどんなサイコパスのパターンにも合わなかったのだ。ルークは高いＩＱの持主なのに、本質的には受け身だった。権力や富を勝ちとるために、人の喉をかき切るような真似は、文字通りの意味でも比喩的な意味でもしなかった。彼は会社を食い物にする詐欺師ではなく、口の達者なエネルギー満開のスキップとは大ちがいだった。彼はふつうの詐欺師や銀行強盗を目指す気力すらなかった。彼は活動家ではない。彼は、じつのところ、不活動家なのだ。最高の望みはのらくらすること、仕事をしないこと、自分以外のだれかに快適な住まいを提供してもらうこと。彼が努力を払うのは、この情けない目的を達成したいときだけだ。

最後は泣き落としにでる

では、シドニーはなぜ、彼に良心が欠けているのを見抜けたのだろう。手がかりは、同情を買うための彼の演技だった。

「後味のわるい離婚のあとも、彼はまだ毎日のように、私の家の近くをうろつきました。べつに安いアパートを借りて、そこで寝起きしてたんですが、昼のあいだは私の家までやってくるんです。彼を入れてはいけないとわかっていながらも、私はつい同情してしまいました。それに彼は前よりジョナサンにやさしくなったようでした。ジョナサンが幼稚園から帰ってくると、ときどきルークがバスまで迎えに行き、家に連れ帰って泳ぎを教えたりして。私はあの人にはなにも感じなかったわ。二度と顔も見たくなかった。でも私はもう男が信じられず、だれともつきあってなかったので、ジョナサンが父親と仲良くなり、やさしくしてもらうのもわるくないと考えました。子どもが父親とふれあえるなら、わずらわしさもがまんしようと思ったんです。

それがまちがいのもとでした。姉は見抜いてたわ。彼女はこう言ったのです。『ルークはジョナサンと仲良くしたいんじゃない。あなたの家と仲良くしたいのよ』そしてなんと、姉の言うとおりでした。でもあのとき私は彼を追い払えなかった。そしていろんなことが恐ろしくこみ入って……ぶきみになりはじめました。本当に、ぶきみに」

彼女は声をつまらせた。そして深呼吸を一回すると、つづけた。

「ジョナサンが小学一年生になったとき、私はルークに完全に出ていってもらう必要があるとさとったんです。暮らしに安らぎが……というか、喜びがまったくなくなったのです。こちらをまったく愛していない人にそばにいられると、安らぎや喜びが吸いとられてしまうの。彼はひたすら通いつづけ、やってきてはプールに出て、わがもの顔にくつろいでいる。私は猛烈にむかついて、いらいらした。家の中でブラインドを下ろし、彼が視界に入らないようにしました。ひどい話だわ。そしてわかったんです——ジョナサンも憂鬱になってるって。彼もルークがそばにいるのが、いやなんだって。そこで私は、彼にくり返し出ていってと頼みました。ふつうの人はだれかの家にいたとき、出ていけと言われたら出ていくでしょ——自尊心のためだけでも。でも、ルークはちがいました。彼は聞こえないふりをした。それだけでもぶきみだけど、ときにはしばらく出ていったあと、なにごともなかったかのようにもどってきたりするのです。私は心底頭にきて、出てってと金切り声をあげたり、警察を呼ぶわよとおどしたりした。そうしたら、彼が何をしたと思います？」

「ジョナサンを利用したのね」私は言った。

「そのとおり。なぜわかったの？　彼はジョナサンを利用しました。たとえば、私たち三人でプールに出たときのこと。ルークが泣きだしたのです。目からほんものの涙を流して。そしてプールの清掃用に使っていたネットを拾いあげて、掃除をはじめたんです。まるで人の役に立ちたがっているだけの、あわれな人間だと言わんばかりに。そしたらジョナサンまで泣きだして、こう言ったんです。一生忘れられない言葉だわ。『ねえ、パパがかわいそう。ほんとに出てってもらわないといけない？』って。

そのときルークが、私の目をじっとのぞきこみました。はじめて私を見るみたいな目つきで。人が変わったようでした。あんなぶきみな目を見たのははじめて。光っている氷みたいで——説明ができません。そして突然わかったんです。ルークにとって、すべてが支配ゲームだったことが。そのゲームで、私は完全に負けたんです。呆然としました」

そのプールでのできごとから一年後、シドニーはフロリダと同地での大学の仕事を離れ、ジョナサンとともに姉の住むボストンに引っ越した。ルークから二四〇〇キロ遠ざかったのだ。数カ月後、彼女は私のもとで短時間のセラピーを受けはじめた。結婚の後遺症、とくにルークと結婚したという自責の念から抜けだす必要があったからだ。

彼女はとても立ち直りの早い人で、いまでは前より明るく生きられるようになった。ときどき冗談に、「ルークとの問題のほうは、伝統的な〝遠ざかり療法〟が効き目があったけれど、自分を許すという長い旅は、そうかんたんには終わりそうもないわ」と言っている。

シドニーは元夫に良心がないことをあるていど理解し、その新しい見方が彼女の助けになった。いま残っている一番の気がかりは、八歳の息子ジョナサンの傷つきやすい心だ。最後にシドニーに会ったとき聞いた話では、ジョナサンはまだフロリダを思いだし、パパがかわいそうだと言って、涙を浮かべるという。

7 なにが良心のない人をつくりあげるのか

子どものころから私は、なぜ大勢の人がほかの人間を傷つけて喜ぶのか不思議だった。ほかの人間の苦しみに敏感な人たちもたしかにいるのだから、人を傷つけたいという破壊的な欲望を、だれもが抱くわけではない。

――アリス・ミラー

いろいろな面で、ルーク、ドリーン、スキップの三人はそれぞれ非常に異なっている。ルークは動かないことが好きで、のらくらと暮らし、責任をとれる〝友人〟や家族にすべてをまかせたがる。ドリーンはねたみが強く、しじゅう不満を抱いている。ほかの人の足を引っ張り、自分は大物だと感じることにエネルギーをついやす。スキップは世界を制覇《せいは》したがる。それはもちろん自分の利益のため、そして派手な娯楽として楽しむためだ。

だが、このそれぞれべつの動機につき動かされる三人に共通しているのは、自分の野心を達成するためには、罪悪感のかけらもなしに「どんなことでもやってしまう」点だ。三人はそれぞれ求めるものがちがうが、いっさい恥を感じずにほしいものを手に入れる点はまったくおなじである。

スキップは法律を侵し、キャリアや人生を台無しにしても、なんとも思わなかった。ドリーンは人生を嘘でかためるため、同僚をおとしめるために無力な者を痛めつけても、自責の念にかられたりしなかった。ルークは自分の面倒を見てくれる相手と、家賃を払わなくてもいいプールつきの家を手に入れるために、家庭をもちたがっていた立派な女性と愛のない結婚をした。そして子どもっぽい依存状態をつづけるために、わが子の幼年時代を寂しいものにした。彼はためらいもなくそうした行動をとり、罪悪感にさいなまれることもなかった。

これらの人びとは自分の行動をさまたげる、感情的な愛着にもとづく義務感、すなわち良心を共通してもちあわせていない。こうした人びとは、あいにくそれほど珍しい存在ではないが、良心をもつ人たちとは遠くかけ離れている。

では、同じ人間同士のあいだをはっきりと分ける、この目に見えない線をつくりあげているものは、なんだろう。なぜある人びとは良心をもっていないのだろう。なにがサイコパスをつくりあげるのか。

サイコパシーは遺伝によるもの？

人間の多くの肉体的・心理的特徴とおなじように、まず問われるのは、生まれか育ちかという問題だ。特徴は血の中にそなわっているのか、それとも環境によってつくりだされるのか。答えは、おそらく両方ということになるだろう。言い換えると、特徴への芽生えは受胎のときから存在するが、環境しだいで表われ方がちがってくる。これは好ましい特徴の場合にも、好ましくない特徴の場合にも言える。

例をあげると、知能レベルは遺伝子構造によって決定される面が強いようだが、環境的要素、たとえば胎内での環境、幼いころに受けた刺激や栄養分、さらには産まれた順番までが、一部影響をあたえる。マイナスの特徴であるサイコパス的傾向も、例外ではなさそうだ。研究結果では、生まれと育ちの両方の影響がしめされている。

人間の性格の多くの面、たとえば外向性や神経症傾向などは、あるていど遺伝的要素に影響される。そのことは心理学者のあいだで、昔から知られていた。その科学的な裏づけになったのが、一卵性双生児と二卵性双生児の比較研究である。研究では、一卵性双生児は環境と遺伝子のすべてが共通しており、二卵性双生児は環境は共通でも遺伝子は半分しか共通していないというのが、前提になっている。そしてある性格特徴について、一卵性双生児のほうが二卵性双生児より相似性が高ければ、少なくともなにがしかの遺伝的影響が推測できると考えたのだ。

研究者たちは、一卵性双生児と二卵性双生児のあいだの相似性のちがいを二倍にした数字で、遺伝的要素が影響すると考えられる割合を算出した。この割合は「遺伝率」と呼ばれ、双生児の研究では、アンケート形式で求められた性格特徴（外向性、神経症傾向、権威主義、感情移入など）が、遺伝する可能性は三五から五〇パーセントという結果がでた。つまりこの研究では、人の計測可能な性格特徴は、三五から五〇パーセントが先天的であることがしめされたのだ。

遺伝率の研究には、サイコパシーにかんする重要な情報がふくまれている。この研究の多くで、〈ミネソタ多面的性格検査表（ＭＭＰＩ）〉の中の「サイコパス的逸脱（Ｐｄ）」測定が採り入れられたのだ。ＭＭＰＩのＰｄ測定は多項目選択式の問題からなり、サイコパス的特徴をもつ人びとを、その他の人びとから選り分けるよう組み立てられている。検査にはいくつかの有効な質問がふくまれ、そのなかには検査の答えをごまかそうとする試みを排除するための「嘘を計測する質問」も入っている。これらの研究を総合すると、Ｐｄ測定で一卵性双生児の結果がおなじになる確率は二卵性双生児の二倍以上で、「サイコパス的逸脱」については、少なくともあるていどの遺伝的影響があることが強く示唆された。

一九九五年に、サイコパス的特徴の有無を個人追跡法で大がかりに縦断調査した結果が出版された。ベトナム戦争でアメリカ軍兵士として軍務についた人の名簿から探しだした、三二二六組の男性の双生児を対象にしたものだ。先にのべたと同じ算出法をした結果、八種類のサイコパス的特徴の有無が、かなり遺伝的であることがわかった。その特徴とは、理論上で遺伝的要素の割合が高いものから順にあげると、「社会的規範を守れない」「攻撃的」「無責任」「衝動的」「経済的責任をはたそうとしない」「仕事のしかたにむらがある」「同時に数人の女性と関係をもつ」「良心の呵責を感じない」である。べつの調査では、サイコパスは「感じのよさ」「良心的」「危害を避けようとする」という項目で、いずれも数値が低いという結果がでた。三つとも遺伝的要素が強い性格特徴である。

すでに三〇年以上活動しているテキサス里親プロジェクトは、五〇〇人をこえる里子について個人追跡法調査をおこなった。この調査では、養子として育てられ現在大人になっている人たちと、産みの親および育ての親の三者を比較しながら、知能程度のほかに、「サイコパス的逸脱（Ｐｄ）」をふくむさまざまな性格が調べられた。

テキサス里親プロジェクトの報告によると、Ｐｄにかんしては、子どもは育ててもらった両親より、実際には会ったことのない実の母親と強い共通点があった。この研究では、遺伝率は五四パーセントと推測された。興味深いことに、この「サイコパス的逸脱」

の遺伝的割合は、ほかのもっと中間的な性格特徴（外向性、感情移入など）の遺伝率、三五から五〇パーセントとほぼかさなっている。

ただし忘れてならないのは、サイコパスのように極端に複雑な性格特徴は、一個の遺伝子だけで決まるわけではないという点だ。ほぼ確実に主働遺伝子《オリゴジーン》（少数で遺伝的性質を決める遺伝子）、つまり複数の遺伝子が集まってつくりだされるものと思われる。こうした遺伝子がどのように脳の機能を形づくり、行動に結びつくのかは、まだ正確にわかっていない。人間のDNAから、たとえば「経済的責任をはたそうとしない」といった、入り組んだ行動概念を抽出するには、生化学、神経病学、心理学が入り交じる長い迷路のような旅が必要であり、気が遠くなりそうな研究を要するのだ。

「愛」にも「椅子」にもおなじ反応をする

だが、すでにいくつか鋭い指摘もされている。サイコパスの大脳皮質では、神経生物学的部分と行動的部分を結ぶ重要な鎖の一つが、機能変調を起こしている可能性があるというのだ。

サイコパスの大脳皮質の機能について、きわめて興味深い情報のいくつかが、人間の言語処理能力にかんする研究からもたらされた。刺激にたいする脳内の反応レベルを単純に測っても、ふつうの人は中立的な言葉（テーブル、椅子、一五、あとで、など）よりも感情的な言葉（愛、憎しみ、快適、苦痛、しあわせ、母親、など）に強く反応する。これは大脳皮質の中で生じる「誘発電位」と呼ばれる微量な電気反応を測定して、感情的な「恐怖」などの言葉にたいする反応を調べた結果である。

これらの研究では、ふつうの人の脳は中立的な言葉よりも感情的な体験にかかわる言葉に強く注意を傾け、記憶することがしめされた。「愛」は、「見る」よりも速く認識され、脳の中により大きな誘発電位が発生する——「愛」のほうが、重要で意味の深い情報であるかのように。

言語処理能力テストで調べたところ、サイコパスの被験者の場合はそうならなかった。大脳皮質の反応時間と誘発電位の大きさから言うと、サイコパスは感情的な言葉にも中立的な言葉にもおなじように反応した。「泣く」とか「キス」という言葉にたいする誘発電位の値《あたい》が、「座る」や「テーブル」にたいする値とさほど変わらなかった。感情的な言葉がほかの言葉以上に意味をもって、深く脳に刻まれることはなかったのだ。

また、シングルフォトンECTすなわち、体内に放射性同位元素を投与してその分布状態を断層撮影する方法で調べると、サイコパスの被験者は、感情的な言葉をもとにした意思決定テストをあたえられたとき、ほかの被験者にくらべて、側頭葉への血流量が増加した。人はかなりむずかしい問題を解くとき、集中するために側頭葉への血流量が増える。言い換えると、サイコパスは、ふつうの人がほとんど反射的に解くような、感情的な言葉にもとづく問題をあたえられると、代数問題を解くときと同様な生理反応をするのだ。

それらを総合して、サイコパシーでは大脳皮質のレベルで、感情的な刺激にたいして変性処理がおこなわれていることがわかる。なぜこうした変調が起きるのかは、いまだ解明されていないが、神経の発育における遺伝的なちがいが原因であるらしい。育ち方や文化的要素が、それをいくらか補うこともあれば、悪化させることもある。

この神経の発育における相違が、サイコパスとその他の人びととのちがいを、少なくとも一部はつくりだしているのだろう。そのちがいは、驚異的だ。サイコパスに良心が欠如しているだけでも悲劇的なのに、それだけではない。彼らは**愛ややさしさといった感情的体験を受けとめることができない**のだ――その体験が、仕事として冷たく頭で計算されたものであるとき以外は。

愛を感じられない

良心はたんに罪悪感や自責の念を感じるだけのものではなく、感情を体験し、他者とのきずなを結ぶ能力と深くかかわっている。サイコパスも、たんに罪悪感や良心の呵責を欠いているだけではない。ほんものの（計算されたものではない）感情的体験をし、その体験を通して他者とほんものの関係を結ぶ能力が欠けているのだ。かんたんに言ってしまうと、道徳観念の欠如の裏には、もっと深刻な事態がある。**良心は愛する能力を欠いては存在しない。**そしてサイコパシーの根源にあるのは、愛情の欠如なのだ。

サイコパスは「社会的規範を守れない」あるいは、「経済的責任をはたそうとしない」。そもそも責任とは、自分にとって感情的にだいじな個人や集団にたいして感じるものだが、サイコパスにはそういう存在がいないのだ。

サイコパスは、本質的に氷のように冷たい。だからその行動は、感情的に熱くなるふつうの詐欺行為や、ナルシシズムや、暴力行為とはちがう。ふつうの人は家族のだれかを救うために嘘をつくこともあるし、暴力的なギャングのメンバーが仲間に忠誠心や愛情をもつこともある。

スキップは、子どものときからだれにも興味がなかった。ドリーンは自分の患者に思いやりをもてず、ルークは妻も息子も愛せなかった。彼らにとって、ほかの人びとは、それが友人や家族であっても、せいぜい役に立つチェスの駒でしかない。愛は彼らの範疇にはなく、ほかの人からしめされても理解できない。

サイコパスが実際に感じると思われる唯一の感情は、直接的な肉体苦痛や快感、あるいは短期間の欲求不満や勝利感から生まれる、〝原始的〟な情緒反応である。欲求不満はサイコパスに怒りや渇望を生じさせる。そして捕食者的な勝利感（たとえばドリーンが研修医のジェンナに泥だらけの芝生でむだ足を踏ませたときなど）が、攻撃的な情動に火をつけ、一瞬の〝恍惚感〟を生む。

これらの情緒反応はめったに長つづきしない。またその反応は、多くの感情とおなじように太古の時代から存在する大脳辺縁系組織から生じるのだが、〝高次の〟感情とちがって大脳皮質の働きで大幅に修正されず、〝原始的〟なままにとどまっている。

ナルシシズムとのちがい

サイコパシーとの比較において、ナルシシズムはとりわけ興味深く示唆にとんでいる。ナルシシズムは、言ってみれば、サイコパシーを半分にしたようなものだ。病的な自己愛者《ナルシシスト》も、罪悪感から悲しみ、絶望的な愛情から情熱まで、ほかの人とおなじように強い感情をもつ。欠けているのは、ほかの人の気持ちを理解する能力である。ナルシシズムには良心ではなく、感情移入の能力、つまり他人の気持ちを感じとって適切に反応する能力が欠けているのだ。

ナルシシストは感情的に自分以外のものは目に入らず、ピルズベリー社のキャラクター、ドゥーボーイのように、外からのものはすべて跳ね返して受けつけない。そしてサイコパスとちがってナルシシストは心理的に苦痛を負い、セラピーを求めることが多い。ナルシシストが抱える問題の一つは、感情移入の能力を欠いているため、本人の知らないあいだに人との関係がこじれ、見捨てられて困惑し、孤独を感じることだ。愛する相手がいなくなったのを嘆くが、どうすれば取りもどせるかわからない。

対照的にサイコパスは、ほかの人びとに関心をもたないため、自分が疎外され見捨てられても嘆いたりしない。せいぜい便利な道具がなくなったのを残念に思うくらいのものだ。

サイコパスは自分本位の理由で結婚することはあっても、愛のために結婚することはない。本気でだれかを愛することはできないのだ。それは相手が配偶者でも、子どもでも、ペットでもおなじだ。臨床医と研究者は、高次の感情にかんしてサイコパスは「歌詞は知っていても歌えない」状態だと指摘している。人が観察や模倣や練習によって外国語を学びとるように、彼らは感情を学びとらねばならない。そして練習すれば外国語が達者になるように、知能の高いサイコパスは「人に通用する感情表現」がうまくなる。

これはそれほどむずかしいことではなく、フランス語や中国語よりはるかにやさしい。人の行動をうわべだけでも観察し、小説を読み、古い映画を見れば、恋しているふりや、やさしいそぶりや、関心ありげな態度は習得できる。だれでも「愛してる」と言えるようになるし、目を輝かせて「まあ！　なんてかわいいワンちゃん！」と叫べるようになる。だが、行動のもとになる感情を体験することは、サイコパスにはできない。

幼児期の虐待はサイコパシーに影響するか

とはいえ、人間のさまざまな特徴にかかわる研究から、遺伝的な特徴や神経生物学的要素が変えられないわけではないこともわかっている。遺伝子という大理石は、人が誕生する前から存在するが、誕生後は世界が鑿《のみ》を手にして、母なる自然が授けたものを彫りあげる。遺伝率の研究によると、サイコパスでは、生物学的なものの影響はせいぜい半分である。遺伝的要素に加えて、環境的な要素が良心を欠いた状態に影響をあたえるのだ。ただし、具体的にどのようなものが影響するかは、まだ解明されていない。

その環境的要素として、即座に直感的に思い浮かぶのは、子ども時代に受けた虐待だろう。遺伝的にサイコパシー傾向があっても、最終的にサイコパスになる者と、ならない者とがいる。サイコパスになるのは幼児期に虐待を受け、それが彼らの心理状態や、生まれつき変調をきたした神経機能を悪化させるせいかもしれない。

なんと言っても、幼児虐待は多くのマイナス結果を生む。たとえば、(サイコパスではない)一般的な少年犯罪および暴力行為、成人後の鬱病、自殺衝動、精神の乖離《かいり》状態や統合失調状態、摂食障害、慢性的不安、アルコールおよび麻薬濫用などである。心理学および社会学の研究では、幼児虐待が明らかに精神にとって有害であることがしめされている。

だが、サイコパシーの基本的特徴である良心の欠如を、幼児期に受けた虐待と結びつけられるような、説得力のある調査結果はない。そしてサイコパス全体に、鬱病や慢性不安などの、幼児期の虐待による悲劇的な影響はでていない。いっぽう、これまでの研究結果の累積から、幼児期に虐待を受けた者は、違法行為をするしないにかかわらず、そうした影響に苦しめられることがわかっている。

実際には、サイコパスがほかの人たちより幼児期の体験に影響されにくいという報告もある。たとえば、ロバート・ヘアがみずから開発した精神病質《サイコパシー》チェックリストを使って、アメリカの服役囚を調べた結果では、育てられた家庭環境は、サイコパスが犯罪行為に走った時期に影響をおよぼしていなかった。家庭環境のよしあしに関係なく、サイコパスと診断された服役囚が最初に裁判にかけられた年齢の平均は、十四歳だった。かたやサイコパスと診断されなかった服役囚の場合は、犯罪行為に手を染めた年齢と家庭環境とのあいだに強い関連があった。彼らがはじめて裁判にかけられた年齢の平均は二十四歳だが、家庭に問題がある者の場合は平均が十五歳だった。

言い換えると、だれにも想像がつくように、劣悪な環境が犯罪行動をはぐくみ加速させているわけだが、サイコパスの場合は、犯罪行動が独自の時刻表にしたがって自然に花開くようなのだ。

愛着障害がサイコパスをつくりだす?

サイコパスにおよぼす環境的影響について調べている研究者の多くは、幼児虐待よりも〝愛着障害〟の影響に目を向けた。愛着は、幼児に親との接触をうながす先天的な脳の働きであり、それによって最初の人間関係が形づくられる。この最初の関係が決定的に大切なのは、それが幼児の生存にかかわるだけでなく、関係をとおして、幼児の未成熟な大脳辺縁系組織が、大人の脳の成熟した機能を「利用」しながら自然に完成されていくためだ。

親が幼児に感情移入して反応すると、子どもの中で満足感や高揚感などのプラスの感情が促進され、欲求不満や恐怖などのマイナス感情が緩和される。この作用が秩序や安全の感覚をやしない、しだいに幼児の記憶に刻まれていく。そして英国の心理学者ジョン・ボールビーの著書『愛着と喪失』の言葉を借りれば、世界の中に「安全基地」をもつことができるのだ。

研究によれば、幼児期に適切な愛着を体験すると、多くのしあわせな結果が生まれる。感情を健全に制御する能力、自伝的記憶、自分の体験や行動を反省する能力などが育つのだ。とりわけ重要なのが、のちにほかの人びとと愛のこもったきずなを結べるようになる点だろう。愛着による最初のきずなは生後七カ月目までに築かれ、たいていの乳児は最初にふれあった相手への愛着をとおして、これらのだいじな能力を発達させていく。

愛着障害は、幼児期の愛着が阻害されたために生じる悲劇的状態だ。原因は親の無能力さ（親に深刻な感情障害があった場合など）や、幼児が長期にわたって放置された場合（昔風の孤児院など）である。最初の七カ月のあいだに愛着を体験できず、深刻な愛着障害をもつ子どもや成人は、ほかの人びとと感情的にきずなを結べず、悲惨な運命をたどる。

その極端な例が、十九世紀から二十世紀初頭にかけて、衛生面に神経過敏になりすぎたアメリカの孤児院で見られた。完璧な殺菌を目指すあまり、まったくふれてもらえなかった孤児たちは、当時ギリシャ語で〝消耗〟を意味するマラスムスという名で呼ばれた謎めいた病気――現在では「非器質性生育不全」として知られる障害――にかかり、大半が死亡したのだ。

その後一〇〇年のあいだに、発達心理学者および小児科医は、赤ん坊を抱き、あやし、話しかけることが決定的に重要であり、それをしないと痛ましい結果になることを学んだ。

西ヨーロッパおよびアメリカでは（皮肉なことに地球上でもっとも人がたがいにさわ

りたがる社会だが)、一九九〇年代のはじめに、ルーマニアの孤児に同情して里親になった多くの家族が、愛着障害がいかに大きな不幸と喪失をもたらすかを実感した。

一九八九年、ルーマニアの共産主義体制が崩壊したとき、サイコパス的な独裁者ニコラエ・チャウシェスクが隠蔽《いんぺい》していた何百もの孤児院を写す恐ろしい写真が、世界中で報道された。彼の政権のもとで、ルーマニア国民は生きていけないほどの貧困状態にあったが、チャウシェスクは中絶も避妊も禁止した。その結果、何十万人もの子どもが飢餓状態になり、一〇万人近くの孤児が国営の施設に収容された。こうした孤児院では、職員は子ども四〇人に一人ほどしかいなかった。衛生状態は劣悪で、やっと生きていけるていどの食事をあたえられるとき以外は、子どもも赤ん坊も放置されていた。

裕福な外国人がこの孤児たちをできるだけ大勢養子にすることが、なによりの解決法に思われた。西欧と北米の善意の人たちがルーマニアの孤児をわが家に引き取り、愛情を傾けて育てはじめた。

そんななか、パリに住む夫婦が、かわいい生後一〇カ月のルーマニアの養女がどうしても泣きやまず、腕に抱こうとするとよけい激しく泣きわめくのを実感した。そしてヴァンクーヴァーの夫婦は、養子にした三歳の息子の寝室に入ったとき、彼が窓から子猫を投げ捨てるのを目撃した。テキサスの両親は、自分たちが引き取った五歳の息子が、毎日部屋の隅をじっと見つめてばかりいて、ときどき真夜中に起きだしては眠っているほかの子どもたちに本気で襲いかかるのを知った。

西欧と北米は、すでにこの世にいないルーマニアのサディスト的サイコパスがつくりだした、愛着障害の悪夢を輸入したのだった。幼児期にいっさいの愛着を奪われたこの子どもたちには、愛が欠けていたのだ。

二〇〇一年六月、ルーマニアの新しい指導者は、外国にたいする養子縁組を禁止した。人道的な配慮からではなく、政治的・経済的理由からである。欧州連合（EU）が、貧しいルーマニアは孤児を流出させる「子どもの市場」と化しており、政治的に不当な外国への養子縁組をやめないかぎり、繁栄するEU一五カ国の仲間入りはできないと宣告したためだ。これを書いている時点で、四万人以上の子ども――小さな町の人口に匹敵《ひってき》する――が、二〇〇七年度にEU加盟を目指すルーマニア共和国の施設で、いまも暮らしている。

ルーマニアの孤児たちの危機が明るみにでて以来、とくに心理学者は、愛着障害がサイコパシーにつながる環境要素ではないかと考えた。両者はたしかに似ている。愛着障害に苦しむ子どもたちは衝動的で感情的に冷たく、親や兄弟、友だちやペットにたいして危険なほど暴力的になりえる。サイコパスとおなじように、物を盗み、乱暴を働き、放火をし、少年拘置所や刑務所に送られることも多い。そして重度の愛着障害をもつ子どもたちは、少年時代のサイコパスと共通した、底知れぬ恐ろしさを感じさせる。

これらの類似点は、世界各地で認められた。たとえば、スカンディナヴィアの児童精神医学会では、母と子のあいだにきずなが欠けていると、「児童期の感情的欲求不満」と呼ばれる状態が起きると考えられている。そしてスカンディナヴィアではこの診断名は、子どもが成長とともにサイコパス的人格障害を発達させる確率がふつうより高いことをしめす信号になっている。統計によると、児童期の感情的欲求不満は母子間の愛着をさまたげる要素、たとえば早産や、出生時の極端な低体重や、母親による妊娠中の麻薬やアルコールの濫用などと結びつくことが多い。

この種の調査には少々問題もつきまとう。たとえば、母親が妊娠中に麻薬を常用した場合などは、母親がサイコパスである可能性もあり、話が遺伝的なものの影響にもどってしまう。だが、愛着障害とサイコパシーの因果関係で大きな問題は、科学的には両者の共通点が魅力的であっても、サイコパシーの典型的な特徴と、明らかにずれがあるのを否定できない点だ。

サイコパスとちがって、愛着障害をもつ子どもも大人も、魅力があったり、人間関係で利口に立ちまわったりすることはめったにない。逆に、これらの不幸な人びとはたいていどこか反感を覚えさせるし、自分を正常に「見せかけよう」と努力することもない。その多くは孤立している。感情表現はそっけなく魅力を欠き、敵意をむきだしにすることもあり、喧嘩腰の冷淡さと底なしの感情的飢餓状態という、索漠《さくばく》とした両極のあいだを揺れている。これらのどの要素も、いつわりの笑顔を浮かべ、カリスマ性を発揮して相手をあやつるサイコパスのまやかしのゲームや、社交的なサイコパスがいっとき手に入れる物質的な成功につながるものではない。

多くの臨床医や親たちの報告によると、サイコパス傾向をもつ子どもは家族と温かな関係をもとうとしない。彼らは感情的にも肉体的にも距離を置きたがる。もちろん、愛着障害の子どもたちもそれはおなじだ。だが、不幸な愛着障害の場合とちがい、サイコパスが家族から離れるのは、サイコパス独自の世界にいる結果であって、原因ではない。

整理してみると、サイコパスをつくりあげる神経生物学的な基本条件の一部については、いくらかわかってきた。

研究の結果、サイコパスには大脳皮質のレベルで感情的情報を処理する能力にかなりの逸脱がみられた。そして遺伝率の研究から、サイコパスの特徴をつくりあげている神経生物学的基礎の五〇パーセントが、遺伝によるものと推測がつく。だが残りの五〇パーセントについては、まだ明確になっていない。幼児期の虐待も愛着障害も、サイコパスをつくりだす背景とは考えにくい。愛を欠き、罪の意識をもたないサイコパスの成長に、遺伝以外の要素が影響をあたえることはたしかだが、それがどのようなものかについては、いまだに謎が多い。神経面でこの特殊な問題をもった子どもが生まれた場合、彼がサイコパスの完全な徴候をしめすかしめさないかを左右する環境的要素は何なのか。

現在のところ、私たちにはまだわかっていない。

サイコパシーにたいする文化の影響

サイコパシーに影響をあたえる環境的要素が、特異な育ち方よりも、幅広い文化的背景と結びついている可能性は高い。サイコパシーと文化との関連に答えを見いだそうとする研究のほうが、これまでのところ実りが多いのだ。サイコパシーに影響をあたえるのは、家庭内で体験する児童虐待や愛着障害ではなく、個人の先天的な神経系の成立ちと、彼らが生活する社会との相互作用かもしれない。

この仮説にたじろぐ人たちもいるだろう。なぜなら、妊娠や出産や子育ての条件について、大きな規模で変えていくのもたいへんな仕事だが、社会全体の価値観や考え方を変えるのは、それよりはるかに巨大な企てであり、いつ達成できるのかとても目処《めど》が立たないからだ。正しい子育てのしかたは、あなたが死ぬまでにはわかるだろうと言われたほうが、まだ張り合いがもてる。問題の真の原因が社会にあるとすれば、ウィリアム・ラルフ・インゲが二十世紀はじめに言ったように「子どもの性格に影響をあたえるには、およそ一〇〇年かかる」のかもしれない。

残された数々の記録を調べると、サイコパスはさまざまな呼び名で、古くから世界各地に存在していたことがわかる。例をあげると、精神医学専門の人類学者ジェーン・M・マーフィーは、イヌイットの〝クンランゲタ〟について触れている。クンランゲタは、「自分がすべきことを知っていながら、それを実行しない人」を指す言葉だ。アラスカ北西部では、「たとえば、くり返し嘘をつき、人をだまし、物を盗み、狩りに行かず、ほかの男たちが村を離れているとき、おおぜいの女たちと性交する」男が、クンランゲタと呼ばれた。イヌイットは暗黙のうちに、クンランゲタは治らないと考えていた。そして、マーフィーによれば、イヌイットのあいだでは昔から、こうした男を狩りに誘いだしたあと、だれも見ていない場所で氷の縁から突き落とすのが習わしだったという。

サイコパスは古くから世界じゅうにいたようだが、ほかよりもサイコパスの数が少ない文化圏があることもたしかだ。興味深いことに、東アジアの国々、とくに日本と中国では、かなりサイコパシーの割合が低い。台湾の地方と都市の両方でおこなわれた調査では、反社会性人格障害の割合が〇・〇三から〇・一四パーセント。西欧世界における平均約四パーセントとくらべて、きわめて低い数字である。

しかも不安なことに、アメリカではサイコパスの割合が増えている。一九九一年に国立精神衛生研究所がおこなった病性障害罹病率調査では、アメリカの若者のあいだで反社会性人格障害の割合が一五年間に二倍近く増えたことが報告されている。この急激な増加を、遺伝学や神経生物学で説明することは、不可能に近いだろう。いかなる地域であれ、サイコパスの多さや少なさには、文化的な影響がきわめて重用な役割をはたすと思われる。

開拓時代の無法者から現在の企業犯罪者まで、アメリカの社会は力を求める者たちの「自分本位」の態度を容認し、奨励さえしてきた。ロバート・ヘアはこう書いている。「私たちの社会には、精神病質《サイコパシー》チェックリストのなかの特徴のいくつかを容認し、あおり、ときには高く評価までする傾向がある——その特徴とは、衝動的な行動、無責任さ、良心の呵責のなさなどだ」

おなじように、理論家のなかには、個人主義を価値の中心におく北米文化が反社会的行動をはびこらせ、そうした行動をおおい隠すと主張する者もいる。言い換えれば、罪悪感なしにほかの人びとを操作する人間は、中国その他の集団本位の社会でよりも、アメリカでのほうがはるかに社会の期待に「まぎれこみ」やすいのだ。

きずなの大切さを教える東洋の国々

ここには希望も見いだせると私は思う。つまりそれは、なぜある文化圏では、反社会的な行動が抑えられるのか、という問題である。なぜある文化圏はサイコパスの遺伝子をもって生まれた人にたいして、その発芽を抑える力をもっているのだろう。それは、その文化圏で支配的な信仰が、サイコパスに生まれつき欠けている感情面を、認識の面で埋め合わせるようにうながすためではなかろうか。

個人主義と個人支配を強調する社会にくらべ、ある種の文化圏——その多くは東アジア——では、万物のあいだの相互関係が信仰として古来から重んじられている。興味深いことにこの価値観は、きずなにもとづく義務感という、良心の基本ともかさなる。そして社会の中に他者と感情的なきずなをもてない個人がいると、おたがい同士のきずなを信仰として重んじる文化圏では、他者にたいする義務を、その個人にきびしく認識させようとする。

他者にたいする義務を知識として把握することは、良心という強い方向性のある感情をもつこととおなじではない。だが少なくとも、個人主義の社会に生まれたら反社会的行動に走ったかもしれない人間から、社会に反しない行動を引き出すことはできるだろう。自分の中に人とのつながりを感じるメカニズムが欠けている場合は、社会全体が彼らにきずなの存在を強く訴える——これは、自分個人のために罪悪感なく行動できる能力をもつことは、大きな特権だと高らかに伝える西側の文化圏とは正反対だ。だからこそ、西側では家庭の中でサイコパスの芽をつむことができないのだろう。社会全体の中に、世界にたいする君の考え方は正しいとささやく声が多すぎるのだ。

小さな例として、アメリカ人のスキップが仏教や神道の文化圏に生まれていたら、カエルを殺しただろうか。殺したかもしれないし、殺さなかったかもしれない。彼の脳は変わっていないが、周囲の人たちはみな命を敬うことは大切だと考えている。裕福な両親、教師、友だち、あるいはテレビで目にする有名人たちまでふくめて、彼の世界にいるだれもがそう信じているのだ。スキップは相変わらずスキップのままだ。カエルに敬意など払わず、殺しても罪悪感を感じず、いやな気分にもならないが、社会が一致して彼に教えをたれるため、彼は殺すのを控えるかもしれない。それは礼儀や作法を教わるのとおなじようなもので、知能の高い彼なら完璧に習得しただろう。サイコパスは自分のまわりの世界を気にしないが、その中にまぎれこむことは必要であり、まぎれこみたいと思っているものだ。

だが私のいる文化圏はスキップのような子どもに、小動物を虐待しても十分社会にもぐりこめると教えている。そして残念ながら、そのつけが現在の状況に反映されていると思う。

優秀な戦士になれる

文化圏のちがいを超え、人間社会全体の中で、愛や良心の欠如がプラスの要素、あるいは役に立つ要素とみなされる場合はあるだろうか。

じつは、一つだけある。犠牲となるのがカエルであろうと人であろうと、サイコパスは悩むことなく相手を殺すことができる。良心なき人びとは、感情をもたない優秀な戦士になれるのだ。そしてほとんどすべての社会――仏教国、神道国、キリスト教国、完全な資本主義国――が、戦争をおこなう。

サイコパスがつくりだされ、社会から除外されないのは、ひとつには国家が冷血な殺人者を必要としているからかもしれない。そのような兵卒から征服者までが、人間の歴史をつくりつづけてきたのだ。サイコパスは恐れをしらぬすぐれた戦士、狙撃《そげき》兵、暗殺者、特別工作員、自警団員、接近戦の名手になれる。それは彼らが殺す（あるいは殺すよう命令をくだす）ときに恐怖を感じず、殺したあとも罪悪感をもたないからだ。ふつうの人びとはそんなに非情になりきれず、徹底的に訓練されないかぎり、せいぜい四流の殺人者にしかなれない。相手の目を見すえて冷静に撃ち殺せる人間はふつうではないが、戦争ではそれが求められる。

奇妙なことだが、人の行動のなかには感情的にあまりに耐えがたいため、良心の欠如が必要とされるものもあるのだ――天体物理学に知能が、芸術に才能が必要なように。良心なしに行動できる戦士について、デイヴ・グロスマン中佐は『人殺しの心理学』の中でこう書いている。「サイコパス、番犬、戦士、英雄と呼び名はいろいろだが、彼らは存在する。彼らはまさにかぎられた少数派だが、危機が訪れると国家は喉から手がでるほど彼らをほしがる」

だがそのおなじ国家が、戦場で冷血な殺し屋にさずけた栄誉のつけを、国内で支払わされることになる。殺しが栄光につながる道があることを、殺しには特別な才能がありながら、前線には出ていないサイコパスたちは見逃さない。〈ランボー〉からイラク戦争まで、人殺しを美化する傾向——正常な良心の欠如を称揚する行為——は、私たちの主流文化に昔からつづく特徴であり、私たちの身近にいるサイコパスの心におそらくもっとも有害な環境的影響をあたえるだろう。こうした心の持主がかならずしも人を殺すとはかぎらないが、現実に殺すときは、つぎの章でご紹介するように、私たちの予想を超えた姿をとることもある。

8 となりのサイコパス

私たちは、社会の糸にあやつられる人形かもしれない。だが少なくとも、知覚力と認識力をもつ人形だ。そして認識することが、私たちを解放へと導く最初の一歩かもしれない。

——スタンレー・ミルグラム

〝だれにも好かれる〟高校の校長

「だれかと話したかったんです。それはたぶん、私の父が刑務所にいるからかもしれない」美人で唇の薄い二十二歳のハンナは、私の診療室で、右側の本棚に向かってほとんど聞こえない声でそう言った。しばらくすると私の目を見つめて、恥ずかしそうにくり返した。「話し相手が必要なの。父が刑務所にいるものだから」

その言葉をしぼりだすだけで精一杯だったのか、彼女は息をあえがせ、黙りこんだ。

セラピーでは、患者が怯《おび》えているときはとくに、批判的な態度や高圧的な態度は避けて、ただ相手の言葉をべつの言葉に置き換えるだけにするほうがいい。私は膝《ひざ》に手を置いてわずかに身を乗りだし、赤錆色の絨毯をじっと見ているハンナの視線をもう一度とらえようとした。

私は穏やかに言った。「お父さまが、刑務所にいるの？」

「ええ」彼女はゆっくり目をあげ、私がテレパシーでその情報を探り当てたかのように、驚いた表情で答えた。「男の人を殺したんです。つまり、そのつもりはなかったんだけど、殺してしまって」

「そしていま、刑務所に？」

「ええ。そう、そうなんです」彼女は真っ赤になり、目がうるんだ。

私が感動するのはこんな瞬間だ。相手の話にほんの少し耳を傾け、わずかなやさしさをしめすだけで、たちまちこれほど大きな感情があふれだす。それは、人がだれかに真剣に話を聞いてもらえることが、めったにないからだ。心理学者としての仕事の中で、人が話を聞いてもらえず、行動を理解してもらえないことがどれほど多いか、私は毎日のように思い知らされる。皮肉にも「話を聞く」職業をとおして、結局のところ人はだれもがおたがいに謎でしかないということを、教えられるのだ。

「刑務所には、どれくらい前から？」私は訊ねた。

「四〇日ほどですけど、それまでの裁判にずいぶん時間がかかりました」

「そして、あなたはだれかと話したいと思ったのね」

「ええ。私……とても……落ちこんでいて。鬱病になりそう。医学校に進学する予定なんですけど」

「医学校に？　九月から？」

私が彼女と話したのは七月だった。「ええ。そんな予定なんか、ないほうがいいんだけど」涙があふれだした。ひっそりと、しゃくりあげる声もなしに。体のほかの部分は、彼女が泣いていることに気づかないかのようだった。涙が筋になって白いシルクのシャツにこぼれ落ち、透明なしみをつけた。それをべつとして、彼女は冷静に自分を抑えていた。表情も落ちついていた。

私は自分を抑える人が好きだが、ハンナは極端だった。私はそれが気になった。彼女は、両手の人さし指で黒いストレートの髪を耳のうしろになでつけた。髪はまるで磨き上げたように光っていた。ハンナは私のうしろの窓を見つめて、訊ねた。「父親が刑務所にいると、どんな気持ちになるかわかります？」

「いいえ、わからないわ」私は言った。「あなたが教えてくれるかしら」

というわけで、ハンナは自分の物語を、というか物語の一部を話してくれた。

ハンナの父親は、彼女の育った中流層が住む郊外の町で、公立高校の校長をしていた。

ハンナの話によると、彼はとても感じがよく、自然に人を惹きつける力があり――ハンナは〝スター〟という言葉を使った――生徒からも教師からも、そして小さな町のだれからも好かれた。チアリーダーの練習にも、フットボール試合にも顔をだし、チームの優勝にわがことのように熱を入れた。

中西部の田舎に生まれ育ったせいか、彼は「猛烈に保守的な価値観」の持主で、愛国主義と強い国家、教育と向上心を信奉していた。ハンナはひとりっ子で、幼いころから父に、おまえは男の子ではないが、どんな道にでも進めるよと言われて育った。女の子は、どんなものにもなれる。医者にだってなれる。ハンナは医者になれる、と。

ハンナは心から父親を愛していた。「父は世界で一番やさしくて、正しい心の持主です。ほんとなんです」彼女は言った。「裁判を傍聴にきた人たちを見ればわかるわ。みんな父のために泣きました。だれもが父に同情しましたが、どうすることもできなかった。そう、どうしようもなかったんです」

殺人が起きたのは、ハンナが大学二年だった年の三月の夜。彼女が春休みで実家に帰っていたときだった。朝早くに家の外で大きな音が聞こえ、彼女は目を覚ました。

「それが銃声だったとわかったのは、あとになってからです」彼女は言った。

寝ぼけまなこで部屋をでると、母親が開け放った玄関ドアの内側に立っているのが見えた。三月の風が吹きこんでいた。

「とても奇妙な感じです。目を閉じると、いまでもあそこに立つ母の姿が見える——風に母のバスローブがひるがえっていた——そして私はその瞬間に、なにが起きたのかすっかりわかった気がしました。聞かされる前から、はっきりわかったの。父が逮捕されるだろうって。見えたんです。悪夢の一場面みたいに。なにもかもが、悪夢に思えた。現実ではありえないようなことが起きて、あこれから目が覚めるにちがいないってずっと思ってた。いまでも、すべては恐ろしい夢で、これから目が覚めるところだと思うときがあります。でも事実を知る前に、どうしてすべてがわかったのかしら。私は母が立っているのを見た……まるで過去に見たことがあるみたいな感じでした。既視感《デジャヴュ》かなにかみたいで、奇妙だった。でも、ちがうかもしれない。いまこうして振り返ると、そう思えるだけかもしれない。わからないわ」

ハンナが近づくと、母親は彼女の腕をぐいとつかんだ。まるで突進してくる列車から娘を遠ざけるかのように。そして叫んだ。「出ちゃだめ！　出ちゃだめ！」ハンナは外に出るのはやめ、母に理由を訊ねようともしなかった。彼女はただ、怯えた母親の腕に抱かれて立ちつくした。

「あんな母を見たのは、はじめてでした」ハンナは言った。「でも、さっき言ったみたいに、これは前にもあったという気もしてたの。私は外に出ないほうがいいって、わかってた」

しばらくして——ハンナはどれくらい時間がたっていたか、よく覚えていない——父親が開け放った玄関ドアまでもどってきた。そこで母娘はしっかり抱き合っていたのだ。

「父は手に銃をもっていませんでした。庭のどこかに投げ捨てたんです」

パジャマのズボン一枚だけの姿で、彼は二人の前に立った。

「父はしっかりしたようすでした。息を切らしていたけれど、怯えたりはしていなくて、私はほんの一瞬、なにも心配ないかもしれないと思ったわ」

そう言ったとたん、ハンナの目にまた涙があふれた。「でも、なにがあったのか訊ねるのは怖かった。やがて母が私から離れ、警察に電話をかけに行きました。母が『あの人、怪我をした？』と父に訊ねたのを覚えてます。父は『ああ、傷はかなりひどそうだ』と答えたの。それを聞いて、母はキッチンに行って警察に電話をかけた。だって、そうすべきでしょ？」

「そうね」私はまじめな質問に、まじめに答えた。

情報のかけらをあれこれ寄せ集めて、ハンナはなにがあったのかを知った。その恐ろしい夜、いつも眠りが浅いハンナの母親が、リビングでガラスが割れるような音がしたのに気づき、夫を起こした。あやしい物音はつづいた。ハンナの父親は侵入者がいると確信して、立ち向かうべくベッドを抜けだした。（母親の話によれば）彼は用心しながら——小さな読書灯の薄暗い光を頼りに——寝室の戸棚にしまってある銃の箱をとりだし、鍵を開け、銃に弾をこめた。ハンナの母親は警察を呼んだほうがいいと言ったが、彼は耳を貸さなかった。強い口調で「じっとしてろ！」と彼女に命令すると、暗がりの中をリビングへと向かった。

彼の姿を見て、というより足音を聞いて、賊は玄関のドアから外へ逃げだした。ハンナの父親はあとを追い、男に向かって発砲した。のちの弁護士の言葉を借りれば「まったくのまぐれあたり」で、弾が後頭部に命中し、男は即死した。賊が倒れたのは、たまたま芝生と縁石のあいだの歩道の上だった。つまり、ハンナの父親は武器をもたない男を路上で撃ったことになる。

不思議なことに、近所の住人はだれも飛びだしてこなかった。

「事件のあと、あたりは静かでした。しーんと静まり返っていたわ」ハンナは言った。

ハンナの母親が電話をかけたあと、すぐに警察が到着し、つづいてほかに数人の警察官とサイレンを消した救急車がやってきた。やがて父と母は警察署に連れて行かれた。

「母は自分の姉夫婦に電話をして、その晩、私のそばにいてくれるように頼みました。まるで私が急に子どもにもどったみたいに。でもなんの役にも立たなかった。伯母たちはかなりヒステリックになってて。私は体が麻痺したみたいな感じでした」

翌日、そしてその後数週間、地元のメディアはこの事件でもちきりだった。事件は中流の静かな郊外で起きた。銃を撃ったのは、暴力的な過去とは無縁のまっとうな中流階級の男性だった。酒を飲んでいたわけでも、麻薬をやっていたわけでもなかった。死んだのは麻薬常習者で、撃たれる直前に窓から家に押し入った悪者だった。男が泥棒であり、ハンナの父親があとを追って撃ったのは相手が侵入者だったからだということに、検察官以外で異を唱える者はなかった。

これは殺された側の権利が主張できる事件であると同時に、銃器取締法が適用できる事件だった。自警団的な行為の危険性をしめす事件であると同時に、家主にみずから家を守る権利をもっとあたえるべきだと強く訴える事件だった。アメリカ市民自由連合は怒り狂い、ライフル協会はそれ以上に激怒した。

裁判は長引き、上訴につづいてふたたび長い裁判がおこなわれた。そして最終的に、ハンナの父親は故意の殺人で有罪となり、最高一〇年の懲役刑を言い渡された。弁護士団は、実際には「ほんの」二、三年ですむだろうと言った。

高校の校長が、自宅前の芝生で不法侵入者を撃って懲役一〇年の有罪判決を受けたというニュースは、世間を騒がせた。あらゆる角度から抗議の声があがった。判決は憲法違反だ。常識と自然律を無視している。有罪となった校長は独走型の危険人物で、権利の侵害者だ。いや彼はアメリカの英雄であり、家族の守り手だ。彼は暴力的な狂人だ。彼は正義の犠牲者だ。

そんななか、信じられないことだが、ハンナは大学に通いつづけて優秀な成績を収め、医学校に願書をだし、強い父親に叱咤激励されたとおりを実行した。

「父はこんな〝ばかげたこと〟で、人生を棒に振るなと、私にきびしく言ったんです」

そしてハンナは父親が窮地に立ったにもかかわらず、願書をだしたほぼすべての医学校から入学許可をもらった。「むしろ、あのできごとが私を後押ししたのかも。そう、父のおかげでした」と彼女は言った。

話し終えたハンナは、小さな革のハンドバッグを探ってティッシュを取りだし、頰をぬぐい、シャツについたしみをふきとった。自分の左側の小さなテーブルに、ティッシュの箱があるのはすぐにわかったはずなのだが。

「だから、私はほんとは〝セラピー〟が必要なわけじゃありません。ただ、だれかと話したかったのです。いまから医科大学に進学するのに、こんなに落ちこんでるのはいやだったから。でも、よくわからない。私、これからも先生に会いにきていいですか？」

ハンナの話してくれたことも、彼女の態度も、私の心に響いた。私は彼女に猛烈に同情し、彼女にもそう話した。彼女は新聞のコラムで私の名前を見て、トラウマ・セラピストとしての私に会いにきたのだが、私自身ははたしてどれくらい彼女の力になれるかわからなかった。

私たちは、当分のあいだ一週間に一度会うことに決めた。そうすれば、ハンナにも話し相手ができる。彼女は最終的にボストンの医学校を選び、母親の勧めで、大学卒業と同時に西海岸に移ってきた。そのほうが授業がはじまるまでに「落ちつける」し、実家の騒ぎから遠ざかっていられるから。母親は夫の事件が娘にとって「マイナス」だと考えたのだ。私はなんとも控えめな言い方をするハンナに、ええ、会いにいらっしゃいと答えた。

浮かびあがる卑劣な人物像

ハンナが出ていったあと、私はしばらく部屋を歩きまわり、ボストンのバックベイを見下ろす大きな窓の外を眺め、デスクの上に散乱する書類をパラパラとめくり、また窓辺に行った。これは患者から長々と話を聞いたあと、かんじんなことは聞いていないと感じたときの、私の癖だ。歩きまわりながら、私はだれが、いつ、どこで、なにを、という法的・政治的な問題ではなく、心理学の永久の疑問、〝なぜ〟について考えた。

ハンナは〝なぜ〟と自問しなかった——「なぜ父は銃を撃ったの？　なぜ父は男をそのまま逃がさなかったの？」などと。それは感情的に、なぜと問えなかったからではないか。答えがあまりに不安だから。自分と父親との関係そのものが危うくなるから。だからこそ、彼女は私を必要としたのでは？　この危険な疑問にたいして考えられる、いくつかの答えを整理する案内役として。

彼女の父親はそのときカッとなって発砲し、弁護士が言うように偶然の「まぐれあたり」で、侵入者の頭に弾が命中したのかもしれない。あるいは、父親は心の底から家族に危険が迫ったと考え、とっさに守らねばという気持ちに駆られたのかもしれない。あるいは、家族思いでまっとうな中流階級の、高校の校長であるハンナの父親は、人殺しなのかもしれない。

その後、夏がすぎ、秋に医学校がはじまったあともハンナはセラピーを受けつづけ、父親についてさらにいろいろと私に話してくれた。この仕事では、患者に話を聞くあいだに、患者自身はそれに慣れてしまってふつうだと思っているが、私には明らかに異常で危険だと感じられるできごとや行動に気づくことがある。ハンナから聞いた話にも、それが感じられた。

彼女は、ごくありふれた話として父親のことを話したのだが、それらを寄せ集めると、感情的に冷たく、卑劣で支配的な人物像が見えはじめ、私はすくみあがった。そしてこれは理解できることだが、知的で若いハンナが父親のありのままの姿を見ようとするたびに、もやの中に迷いこむのがわかった。

私はハンナの父親が美しい妻と優秀な娘を、人間というよりトロフィーのように見ており、二人が病気になったり何かに苦しんだりすると、まるでよそよそしくなるのを知った。だが、父親を愛しているハンナは、その思いやりのなさを善意に解釈していた。

「父は私がほんとに自慢なんです」彼女は言った。「というか、私はこれまでずっとそう思ってました。だから父は、私がへまをすると耐えられないの。たとえば四年生のとき、先生から私が宿題をしなかったことを伝える連絡メモが家にとどいたことがありました。父はそのあと二週間、口をきいてくれませんでした。二週間だったと覚えているのは、小さなカレンダーをもっていて――まだどこかにしまってあります――それに一日ずつしるしをつけていたから。私はまるで突然捨てられたみたいで、ショックでした。

そうそう、もうひとついい例はもっと最近のこと。高校――父の高校――に通ってたとき、すごく大きなみっともないニキビがほっぺたにできたんです」彼女は色つやのいい頰を指さした。「父は三日間、私にひとことも話しかけず、私を見ようともしなかった。完璧主義者なのね。私を見せびらかしたくて、なにか欠点が目につくと、許せないんです。私自身はそれで落ちこむこともあるけど、でも理解できる気がします」

ハンナの話では、彼女が子どものころ、母親が重い病で三週間近く入院したことがあった。肺炎だったらしいが、ハンナは「小さいときだったので、よく覚えていない」と言う。そのあいだ伯母がハンナを母親がいる病院に連れて行ってくれた。だが、父親は妻の入院中、一度も見舞いに行かず、退院後は、体の弱った青白い妻が「二度と美しさをとりもどせない」のではないかと、腹を立て不機嫌になった。

ハンナはきれいな母親について「あまり話すことはない」と言った。「やさしくて、しとやかで。よく私の面倒を見てくれました。私が子どものころはとくに。庭いじりが好きで、慈善活動にも熱心で。とてもすてきなレディーよ。あ、それに高校生のときは学園祭のクイーンでした。パパはそれをみんなに自慢してたわ」

夫の冷たい態度にたいしてハンナの母親はどう思っていたのか、私がかさねて訊ねると、彼女は言った。「わかりません。正直な話、私が母だったら本気で怒るだろうなと思うこともあったけれど、でも、母は一度も文句を言わなかった。黙って自分のしたいようにするだけ。前に言ったように、やさしくてしとやかなレディー——彼女を知る人は、たいていだれでもそう言います——そのほかにつけ加えるとすれば、母は自分を主張することがあんまりない気がします。父にたてつくことは絶対にないし。母がそんなことをしたら、私、きっと気絶しちゃうわね。彼女は完璧なレディーなんです。小さな欠点と言えるものがあるとしたら、それは虚栄心。母はほんとに美人で、自分でもそれがわかっているらしく、髪や体の手入れにすごく時間をかけます。たぶん、それが世の中にたいする自分の唯一の力だとわかってるんだと思うわ。意味のあることかどうかはべつとしてね」

ハンナは答えになったかしらと問いたげに私を見つめ、私はええ、とうなずいた。

「弁護して言うと、父も母には気を使ってるんです。自分が家を空けるときは母に花を送るし、いつもきれいだよって声をかけるし。そういうことって、母にはとてもだいじ

「家を空けるときに花を?」私は訊ねた。「どこへ行くわけ?」

その質問に、ハンナは少しばかり落ちつきを失った。椅子の上でもじもじし、しばらくなにも言わなかった。そしてようやく答えた。「よく知りません。ばかみたいに聞こえるでしょうけど、知らないんです。父はときどきすごく夜遅く帰ったり、週末いっぱいどこかへ出かけたり。すると母に花がとどく――あれはほんとに、二人だけの秘密。あんまりへんなので、私は無視するようにしてました」

「お父さまが家を空けるのが、へんなの？」

「えーと、つまり……私にはそう感じられただけ。母がどう思ってるかは、わからないけど」

「行く先については、思いあたらない？」いささか強引な質問だったが、これはだいじな点に思えた。

「ええ、私は無視するようにしてたから」彼女はくり返した。そしてふたたび私の部屋の本棚を見つめはじめた。

その翌週、私はハンナに父親があなたやあなたの母親に、肉体的暴力を振るったことはないかと、単刀直入に訊ねた。

彼女は真っ赤になり、激しい口調で言った。「え、まさか。父は一度もそんなことしてない。するわけがないわ。だれかが私やママを傷つけたら、パパはその人を殺すと思う」

私は彼女が自分の言葉に動揺するようすはないかと見守ったが、その気配は感じられなかった。彼女は座り直し、さらに強調した。「ええ、父は私たちを殴ったりしません。そういうことは、一度もありませんでした」

ハンナがなぜか満足げにそう答えたので、私は父親が家族を殴ったことはないと信じたくなった。だが、トラウマを抱えた患者を二五年診てきた私は、人は肉体的暴力には耐えられるものだと学んでいた。

そこで私は聞き方を変えてみることにした。「あなたはお父さまを愛していて、いまはその愛情を手放したくないと思っているのね。でも、どんな関係にもむずかしさはあるものだわ。お父さまについて、できれば変えてほしいと思う点はない？」

「ええ、たしかに。私は父への愛情をうしないたくない。それに父はだれからも同情されて当然だわ。とくにいまは……」

彼女は口ごもり、首をのばして私の部屋の両開きのドアの向こうに目をやった。そして振り向くと、こちらの真意を探るようにじっと私を見つめた。「でも、聞かれたから言うけど、じつは、変えてほしいことがあるの」

彼女は乾いた笑い声をたて、つややかな黒髪の根元まで赤くなった。

「たとえば？」私はできるだけさりげなく訊ねた。

「ほんとに、つまらないこと。つまり……ときどき父は私の友だちをからかうの、私はそれがとてもいやで。こうやって口にだすと、すごくばかみたいに聞こえるわね。たぶん、気にするべきじゃないと思うんだけど。でも、ほんとにいやなんです」

「からかうって、どういうふうに？」

「中学のときから、少しずつはじまって……友だちの中にはすっごくきれいな子もいるの。とくにジョージアって子は……えーと、とにかく父はそういう子をからかうんです。ウィンクしたり、つかまえたり、くすくす笑わせたり。いやらしいことを言うときもある――たとえば、『おやジョージア、今日はノーブラかい？』とか――でも、私の誤解かもしれない。ほんと、こうやって話してると、私ってすごくばかみたい。気にするべきじゃないのよね、きっと」

私は言った。「私があなたでも、すごくいやな気がすると思うわ」

「ほんと？」ハンナは一瞬ほっとした顔をしたが、すぐに表情がくもった。「それとね、父の高校――私が通った高校――で、父は保護者たちから生徒にたいする〝不適切〟な行為で抗議を受けたこともあるんです。三回。というか私の聞いたかぎりでは、三回。怒り狂った両親が、自分の子どもをこの高校に通わせるのはやめると言ったこともあったわ。そしたら、みんなが父の弁護にまわったの。こんなに善良でやさしい人が、生徒の一人を抱きしめたりしただけで、大げさに非難されるのはあまりに残念だって」

「で、あなたはどう思ったの？」

「わからない。こんなことを言うと地獄で焼かれるかもしれないけど、ほんとにわからないんです――父が人から誤解を受けやすいことをする場面を、何度も見たせいかしら。ねえ、自分が校長だったら、廊下でセクシーな十六歳の子の後ろから近づいて、その子の腰を抱いたりしたら、どうなるか想像がつくでしょ？　保護者が知ったらかんかんに怒るだろうって。父にはなぜそれがわからなかったのかしら」

このときのハンナは、私に同意を求めたわけではなかった。彼女はまた本棚を見つめて、黙りこんだ。

はがれた仮面

そしてついに、ほとばしるように彼女はしゃべりはじめた。「ほかにもあるんです。だれにも話したことなかったし、こんな話をするとあなたから軽蔑されそうだけど。でもね、あるとき私の知ってる女の子――それほど親しくなかったけど、その高校にいた子――が、図書館で私のとなりに座って、メモを書きはじめたの。にやにやしながら、『あなたのお父さんが、セントラル高校のこと、私になんて言ったか知ってる？』って書いて、私にまわした。私が『知らない。なんて言ったの？』と返事を書くと、彼女はこう走り書きしました。『セントラルは、セックスの〈カフェテリア〉だって』彼女はカフェテリアの文字を大きな括弧でくくったの。私はカッとして、泣きだしそうだったので図書館を出ました。でも紙切れをどうすればいいかわからず、まるめてポケットに入れ、家に帰ったあと流しで燃やしました」

一気にしゃべり終えると、彼女は赤錆色の絨毯に視線を落とした。

「かわいそうだったわね、ハンナ。あなたがそんな目に遭わされるいわれはないのに。ずいぶんショックで、つらかったでしょう。でもなぜ、その話をすると私から軽蔑されると思ったの？」

二十二歳にしては幼い声で、彼女は答えた。「秘密にしないといけない話だから。裏切ることになるもの」

ハンナはその後も私のもとでセラピーをつづけた。そして私は彼女から、自宅にいる母親にへんな電話がかかるという話を聞くことが多くなった。

「泥棒が入ったあと、私たちは電話に出るのを避けるようになりました。マスコミからの電話や、いたずら電話が多かったので。母はいつも留守番電話にして、話したい相手だとわかったときだけ、出るようにしてたんです。私もそのほうがいいと思いました。いやな電話はすべて消して。でも最近、麻薬がらみの変な電話がかかりはじめたんです。

母は猛烈なショックを受けました。とっても感じのわるい——つまり、ただのいたずら以上に変な電話らしくて」

「どんな内容か、お母さまは話した？」私は訊ねた。

「少しだけ。母は気が動転していて、私に電話で話すのはちょっとむずかしそう。でも、とにかく麻薬の取引のことかなにかで、父に腹を立てているらしいんです。ありえない話ですが、母には猛烈にこたえています。家にあるなにかの〝情報〟を要求していて、手に入らなければ、父を痛い目に遭わせるぞと、そればかりくり返しているみたいです。でも、家にはなにもないし、父はいないし。つまり、刑務所ですもの」

「お母さまは、そのことを警察には言ったの？」

「いいえ。父の立場がわるくなるのが心配だから」

私はそれを聞いてなんと答えればいいかわからず、黙っていた。するとハンナのほうから言った。「ええ、わかってます。それはいけないことよね」

ハンナが医学校で一年目を終えるまでに、彼女の母親はその不可解な脅しの電話を十回以上受けた。それでも母娘は警察に知らせなかった。

五月に、ハンナは服役中の父親を訪ねる決心をした。面会が心情的につらいものになるのは予想できたが、それでも彼女は行くことにしたのだ。私たちはその旅について何度か話し合い、さまざまな状況に直面したときのために、そして獄中の父親に会ったときのために心の準備をととのえた。だが実際に起きたことは、私たちの想像をはるかに超えていた。

あとから考えれば、そのころハンナの父親は、ゲームを進めるうえで見物人を必要とする段階に入っていたのだと思う。スキップが湖に妹を誘いだしたときと、おなじ心境だ。ハンナの父親が急に娘にたいして愛想がよくなった理由は、ほかに考えられない。

ハンナは刑務所の父親に実際に面会したとき、そっけない態度をとった。あらかじめそうしようと考えていたわけではなさそうだ。私の見るところ、彼女が刑務所でとった態度は、人がべつの人間について、無意識のうちにどれほど見抜けるかをしめす好例に思える。

ボストンにもどった彼女は、ざっとつぎのようなことを私に話してくれた。まず涙ながらに、刑務所に囚人を訪ねるまでのつらくみじめな体験を話した。そのあとはすっかり涙も乾き、落ちついて理性的に淡々と語ったのだ。

彼女は言った。「父が哀れにうちひしがれていたらどうしようと思ってたんですが、そんな感じはまったくなくて。父は元気そうでした。とても……なんというか――生き生きしてたんです。目がきらきら光って。以前にもそういう感じの父を見たことがありましたが、刑務所でそんな父に出会うとは意外でした。父は私に会えたのがうれしそうで――私の成績について訊ねました。母のことを聞くだろうと思ったのに、聞かなかった。で、私は思ったんです。急いだほうがいいって。だから、父に訊ねました」

　私には彼女の話がよく呑みこめなかった。「いったいなにを訊ねたの？」

「『あの男は私たちの家になにを探しにきたの、パパ？』って。父は『男って、だれのことだ？』と言いました。でも私がなにを聞きたいか、父にはよくわかっていたはずです。父は恥じ入ったようすも、とまどったようすも見せませんでした。『パパが撃った男よ』と私が言っても、まばたきひとつしなかった。そしてこう言ったの。『ああ、あの男か。名簿みたいなものを探してたんだ。だけど、見つけられなかったのさ。それはたしかだ』」

　私の顔を見ずに話していたハンナが、ここで私と目を合わせた。「スタウト先生、そのとき父は……まるでなにかすごく楽しい話をしてるみたいな顔をしたんです。私はそこから逃げだしたくなったけど、逃げませんでした」

「そんな場面は、私も想像していなかったわ。あなた、えらかったわね」

「ぞっとしました」彼女は私の言葉が聞こえなかったかのように、話しつづけた。「私が『じゃ、パパの知ってる男だったの？』と聞くと、父は言いました。『当たり前だ。私が見ず知らずの相手を殺すわけがないだろ』そして笑ったの。笑ったのよ、スタウト先生」

　相変わらず話の内容からかなり距離を置いた口調で、彼女はつづけた。「私はずばりと訊ねたんです。『パパは、ヘロインの取引にかかわってるの？』父はまともに答えようとせず、ただ、おまえは利口だなと言いました。信じられます？　私のことを利口だって言ったのよ」

彼女は信じられないと言いたげに首をふり、しばらく口をつぐんだ。

今度は私のほうから話をうながした。「そのほかのことも聞いたの、ハンナ？」

「ええ。そう、聞きました。『ほかにもだれか殺したことがあるの？』って。父がなんて言ったと思います？」

彼女はまた黙りこんだ。

しばらくして、私が答えた。「わからないわ。なんと言ったの？」

「『黙秘権を行使する』って答えたんです」

そのときはじめて、ハンナはまた泣きはじめた。堰《せき》を切ったように。父の実像を知ってしまった、心をえぐるような悲しみに襲われて。その姿は私に、喪失のなかで死がもっともやさしいと言った、エマソンの言葉を思い出させた。

彼女は長いあいだ泣いた。そして涙を流しきったとき、彼女は自分自身のことに頭を切り換えられるようになった。箱からティッシュをとって顔を拭《ふ》くと、私を見つめて落ちついた声で言った。「弁護士は父を出所させるでしょう。私はどうすればいいかしら」

私は無意識のうちに、いつもセラピーで使っているよりもずっと母親的な、強い命令口調でこう言っていた。「自分の身を守るのよ、ハンナ」

良心のない人に対処する13のルール

サイコパスはごくまれな存在ではない。それどころか、私たちのあいだにかなりの割合で存在している。ハンナの場合はとりわけ身近に接したわけだが、西側の世界で暮らす人びとは、そんな相手に一人も出会わずに一生を送ることはまずないだろう。

サイコパスの感情は私たちとはまさに異質であり、愛や人間同士の前向きなきずなはまったく体験しない。そのため彼らの人生は、ほかの人びとにたいするはてしない支配ゲームについやされる。ハンナの父親のように、肉体的暴力に走るケースもある。またときにはビジネスや専門職や政治の世界でほかの人たちを踏みにじり、〝勝利〟をえたがる場合もあれば、シドニーの夫ルークのように寄生虫的な関係を結んで人を利用する場合もある。

現在のところ、サイコパシーは治らない。そして、かならずと言っていいほどサイコパスは治ることを望まない。じつのところ西側の文化圏には、サイコパシーの神経生物学的特徴を助長するかのように、暴力、殺人、戦争挑発行為など反社会的行動を奨励する傾向まである。

これらの事実は不穏で、差別的で、恐ろしく、受け入れるのはなかなかむずかしい。だが、これらを現実として受けとめること。それがハンナのような患者たちに、私がいつも話している、「サイコパスに対処する13のルール」の一番目である。

その13のルールをご紹介しよう。

1　世の中には文字通り良心のない人たちもいるという、苦い薬を飲みこむこと。

良心のない人たちは、チャールズ・マンソンや〈スタートレック〉の悪役フェレンギ星のバーテンダーのように凶悪な顔はしていない。私たちとおなじような顔をしている。

2　自分の直感と、相手の肩書——教育者、医師、指導者、動物愛好家、人道主義者、親——が伝えるものとのあいだで判断が分かれたら、自分の直感にしたがうこと。

意識するしないにかかわらず、あなたはたえず人間の行動を観察している。直感的な印象は、それがいかにぶきみで突飛に思えようと、無視したりしなければあなたを助けてくれる場合がある。あなたの最良の部分は、立派で徳の高そうな肩書が、もともと良心をもたない者に良心をさずけたりしないことを、自然に理解しているものだ。

3　どんな種類の関係であれ、新たなつきあいがはじまったときは、相手の言葉、約束、

責任について、「三回の原則」をあてはめてみること。

一回の嘘、一回の約束不履行、一回の責任逃れは、誤解ということもありえる。二回つづいたら、かなりまずい相手かもしれない。だが、三回嘘が重なったら嘘つきの証拠であり、嘘は良心を欠いた行動のかなめだ。つらくても傷の浅いうちに、できるだけ早く逃げだしたほうがいい。

あなたのお金や仕事や秘密や愛情を、「三回裏切った相手」にゆだねてはならない。あなたの貴重な贈り物がまったくのむだになる。

4 権威を疑うこと。

ここでもまた、自分自身の直感や不安感を信じるほうがいい。支配や暴力行為や戦争など、あなたの良心に反する行為が、何かの問題解決になると主張する相手には、とりわけ要注意だ。自分のまわりの人たちがみんな権威者に疑いをもたなくなったとしても、いや、もたなくなったらとくに、疑問を抱くこと。スタンレー・ミルグラムが服従について私たちに教えたことを、思いだしてほしい。一〇人のうち六人が、いかにもえらそうに見える相手に盲目的にしたがうのだ。

さいわいなことに、仲間の支持があれば、権威に立ち向かいやすくなる。周囲の人たちにも疑問をもつよう働きかけよう。

5　調子のいい言葉を疑うこと。

ほめ言葉は、心から言われた場合は、美しいものだ。だが、お世辞は非常に危険であり、私たちのうぬぼれに訴える。相手の心を偽りでそそるための手段であり、たいていあやつろうという意図がひそんでいる。お世辞で人をあやつる行為は、無害な場合もあれば、災いをもたらす場合もある。自尊心をくすぐられたら目を光らせて、お世辞を疑うことを忘れないように。

この「お世辞のルール」は個人にも、また集団や広く国民全体にもあてはまる。人類の歴史をみると、現在にいたるまで、人びとを戦争に向かわせようとする演説には、心をくすぐる美辞麗句が入っている。国民一人一人が力を合わせて勝利を手にすれば、この世界をよりよいものに変えられる。真人間としての努力が、人道的な成果をもたらし、正しい、道徳的に称賛にあたいする勝利をもたらす。人間が歴史を記録しはじめて以来、大きな戦争はそんなふうに主張されてきた。そして対立するいかなる国でも、それぞれの言語で、聖なる戦争という表現が使われた。

よこしまな甘言にのぼせた個人は、愚かな行動をとる。大言壮語であおられた愛国主義も、危険である。

6　必要なときは、尊敬の意味を自分に問いなおすこと。

私たちは恐怖心を尊敬ととりちがえることが多い。そして相手が恐ければ恐いほど、尊敬にあたいする人物と思いこむ。

私の家には筋肉《マッスル》マンという名前の、ベンガル猫がいる。よちよち歩きのころから、見た目がプロレスラーのようだったので、私の娘がそう命名したのだ。おとなになったいまでは、近所の飼い猫たちのなかでもひときわ大きな猫になった。彼の立派な鉤爪は先祖のアジア・ヤマネコを思わせるが、性格はやさしくておとなしい。

わが家のとなりには通いの小さな雌の三毛猫がいるのだが、捕食動物ならではのカリスマ性が強く、悪魔のような目つきでほかの猫たちをしたがわせてしまう。その三毛が一五メートル以内に近づくと、体重六・五キロのマッスルマンは体重わずか三キロの彼女の前ですくみあがり、うずくまって防御態勢をとる。

マッスルマンはすばらしい猫だ。穏やかで情があり、私と心を通わせることができる。それでも彼の反応は私より幼稚だと思う。私は恐怖心と敬意をとりちがえたりしない。とりちがえれば、自分が餌食になりかねないからだ。あなたも人間の大きな脳を使い、反射的に捕食者に頭をさげたがる動物的な傾向を克服し、不安を畏敬の念と錯覚しないようにしよう。本当の人間的な敬意とは強く、やさしく、道徳的に勇気ある人に払われるべきものだ。あなたを脅して利益をえようとする人間は、そのいずれでもない。

恐怖心を尊敬ととりちがえないことは、集団や国民全体にとってさらに重要だ。人びとに犯罪、暴力、テロの脅威をくり返し訴える政治家や、国民の増大した恐怖心につけこんで忠誠心を獲得しようとする指導者は、どちらかというと大物詐欺師に近い。それもまた、人間の歴史に事実として刻まれている。

7 ゲームに加わらないこと。

人の心をあおるのは、サイコパスの手口だ。サイコパスの挑発にのって、力くらべをしようとか、だしぬこう、心理分析をしよう、あるいはからかってやろうなどと考えないほうがいい。そんなことをすれば、あなた自身が相手のレベルにまで落ちるだけでなく、本当にだいじなこと、つまり自分の身を守ることがおろそかになってしまう。

8 サイコパスから身を守る最良の方法は、相手を避けること、いかなる種類の連絡も絶つこと。

心理学者はたいていの場合〝避ける〟ことを勧めないが、この問題にかんしてははっきりと例外をもうけたい。サイコパスだとわかった相手に対処する唯一効果的な方法は、彼らをあなたの生活から完全にしめだすことだ。サイコパスは社会の約束ごとと切り離された世界にいるので、彼らを自分の交友関係や社会的つきあいの中に入りこませるのは危険だ。

まずは、あなた自身の交友関係と社会生活から彼らをしめだすこと。その行動はだれの気持ちも傷つけない。傷ついたふりはするかもしれないが、**サイコパスに傷つくという感情はない**のだ。

あなたの家族や友人に、自分がなぜ特定の相手を避けようとするのかわからせようとしても、むだだろう。サイコパシーは、驚くほど見分けるのがむずかしく、人に説明するのはそれ以上にむずかしい。とにかく相手を避けること。

完全にしめだすのが不可能な場合は、できるだけ顔を合わせないように、計画を立てること。

9 人に同情しやすい自分の性格に、疑問をもつこと。

尊敬とならんで、同情もまた人づきあいではだいじな要素だが、この気持ちは本当に苦しんでいたり、不幸に見舞われた罪のない人のためにとっておこう。

だがもしあなたが、まわりの人をたえず傷つけておきながら同情を買おうと大げさに働きかけてくる相手に、ついほろりとすることが多い場合。あなたはサイコパスとかかわっている可能性が高い。

それに関連して——私は人がつねに礼儀正しくあるべきかどうか、真剣に考えたほうがいいように思う。一般に、〝教養ある〟おとなは、くり返し嘘をつく卑怯で腹の立つ相手にさえも、反射的に礼儀正しくふるまう。サイコパスはこの反射的な礼儀正しさを大いに利用し、自分の思いどおりにことを運ぼうとする。

　かんじんなときには、笑顔を見せず冷たく接することを恐れてはならない。

10　治らないものを、治そうとしないこと。

良心をもつ人には、第二の（そして第三、第四、第五の）チャンスがある。良心をもたない相手とかかわったら、つらくても被害の少ないうちに見切りをつけること。ある時点で、私たちは学ぶ必要がある。いかに善意からであっても、私たちは人の行動――性格は言うまでもなく――を変えさせることはできない。この事実を学んで、皮肉にも相手とおなじ欲望にはまりこみ、相手の行動を支配しようとしたりしないこと。

　相手を支配するのではなく、助けたいのなら、みずから助かりたいと望んでいる人だけを助けること。そういう人のなかに、良心の欠如した人間はいない。

　サイコパスのとった行動は、あなたの落ち度ではない。あなたの責任でもない。あなたが責任をとるべきものは、あなた自身の人生だ。

11　同情からであれ、その他どんな理由からであれ、サイコパスが素顔を隠す手伝いは絶対にしないこと。

「だれにも言わないでほしい」と涙ながらに訴えるのは、盗人、児童虐待者、そしてサイコパスの得意わざだ。この嘆き節に耳を傾けてはいけない。サイコパスの秘密を守るより、ほかの人びとに警告を発するほうがはるかに役に立つ。

サイコパスから、「あんたは俺に〝借り〟がある」と言われたら、ここに書かれたことを思い出してほしい。「借りがある」というのは、何千年も前からサイコパスの典型的な台詞なのだ。いまもそれは変わっていない。ラスプーチンはロシアの皇后にこの台詞を言った。そしてハンナの父親も、本性をさらけだした会話のあと、彼女にそうほのめかした。

私たちは「借りがある」という言葉に有無を言わせぬ力を感じがちだが、それはちがう。耳を貸してはいけない。そしてまた、「君は私とよく似ている」という言葉も無視すること。似ているはずはないのだから。

12 自分の心を守ること。

良心のない人びとから人間は無力だと言われても、信じてはいけない。人間の大半は良心をもっているし、愛することができるのだ。

13 しあわせに生きること。

それが最高の報復になる。

ハンナのその後

私はいまもハンナにときどき会っている。

父親は仮釈放になったが、ハンナはこの六年間彼の顔を見ていないし、話もしていない。その喪失感と喪失の原因は、彼女にいまなお大きな悲しみをあたえている。

彼女の母は夫と離婚した。理由は夫の犯罪行為のためではなく、彼が十九歳の元教え子と一緒にベッドにいる場面を目撃したためだった。

強さと知能の高さを裏づけるように、ハンナは医学校を優秀な成績で卒業した。だがすぐに彼女は、医師になるのは父親の野望であって、自分の望みではなかったことに気づいた。父親がそれを最大の栄光だと考えていたのだ。

さまざまな困難にもかかわらず、ハンナはその後も誠実な信頼できる人たちと心を開いてつきあい、醒《さ》めたユーモアのセンスも失わなかった。医学校を卒業したときは私に、医師の誓い「その一、傷つけるなかれ」は、父親にまるで似合わないと言った。

彼女はいくつかのロースクールを志願し、入学を認められた。そして人権擁護の専門課程がある学校を選んだ。

9 良心はいかに選択されてきたか

あらゆる面で独自の存在としてレッテルを貼られ、分類され、孤立して生きる動物であっても、ほかの者の助けを必要としないわけがあろうか。

——ルイス・トーマス

弱肉強食の世界で良心は役に立つか

自然界が食うか食われるかの熾烈《しれつ》な戦いの世界であるとするなら、なぜ人間はみなハンナの父親のような人殺しにならないのだろう。なぜ多くの人は、殺したほうが自分に有利だとわかっているときでさえ、殺してはならないと命じる良心にしたがうのか。そして人殺しまではいかなくても、私たちはなぜ盗んだり、嘘をついたり、人を傷つけたりすると、罪悪感を感じるのだろう。

サイコパスがなぜ生まれるのかという問題は、すでにとりあげた。ここではそれと対になる問題、良心がなぜ生まれるのかについて考えてみよう。この問題もまた非常にこみいっている。ダーウィンが一八五九年に『種の起源』を出版して以来、人間をふくむすべての生き物が自然淘汰の法則にしたがって進化したことが、科学的に理論づけられるようになった。「弱肉強食の法則」とも言い換えられるこの法則によると、生存と再生が確保される性質（独自の遺伝子構成が存続する力）は、種の中で残っていく傾向がある。そしてある肉体的特徴や行動的特徴が生存に適した条件を個体にあたえ、それが何世代も引きつがれると、膨大な時間経過の中で、その特徴が状況や環境のちがいを超えてしだいに強調され、種の水準的な遺伝の設計図になる。

その自然淘汰の法則にしたがって、トラは鉤爪をもち、カメレオンは体の色を変え、ネズミは広い場所を避け、オポッサムは死んだふりをし、類人猿は大きな脳をもつようになった。それぞれにそのほうがほかの仲間より長生きをし、たくさんの子孫を残せたからだ。

だが、この苛酷な弱肉強食の法則の中で、捕食動物——そのなかには人間も入る——の固体が、自分の行動を縛る強い道徳心をもったとしても、なんの役に立つだろう。たとえば、良心をもつホオジロザメがいたとしたら。どれくらい長く生きられるだろう。だとすると、人間の良心の起源はどこにあるのか。

この疑問を、べつの形で考えてみよう。難破した人たちが何人か、資源のかぎられた孤島に流れついたとしたら。最終的にどんな人が生き残るだろう——正直で道徳的な人か、それとも無情なスキップのような人間か。親切で思いやりのあるジャッキー・ルーベンスタインか、それともドリーン・リトルフィールドか。シドニーか、それともいつも自分のことしか考えないルークか。ハンナか、それともハンナの父親か。

孤島にほかに生存者がいて、子どもが生まれたとしたら——そしてサイコパシーが少なくとも部分的に遺伝するとしたら——、何世代もつづいていくあいだに、島の人口の大半は良心のない人間になるだろうか。その場合、なりゆきを考えないサイコパスたちは島の資源をすっかり枯渇《こかつ》させ、全員が死滅するのではなかろうか。そしてもし良心をもつ人びとが、危険にあふれ、無情なものが栄える島でまだ生き残っていた場合、自然がその道徳心に味方することはありえるだろうか。

利他的行動はなぜ進化したのか

進化論と真っ向から対立するようなこの問題について、昔から博物学者、社会生物学者、比較心理学者、そして哲学者たちが、人間とその他の動物たちにおける利他的な行動の起源に注目してきた。いわゆる高等動物の行動を注意深く観察すると、利己的な生存第一主義と社会的な関心という、一見相いれない矛盾した二つの面をそなえているのがわかる。そしてもちろん、この矛盾がもっとも目立つのが人間である。私たちは激しく競い合い、子どもたちにも競争を教える。戦争や大量破壊兵器にお金を使う。だがそのいっぽうで財団をつくり、慈善事業や社会福祉計画をおこない、ホームレスの施設を建て、子どもたちに思いやりをもてと教える。

人類はナポレオンもマザー・テレサも生みだした。だが、原理主義的な進化論によれば、マザー・テレサは生まれるはずはなかった。なぜなら、慈善も善悪の観念も、弱肉強食の法則とはいっさいかかわりがないからだ。では、なにが起きたのか。デイヴィッド・パピノーも、マット・リドリーの著作『美徳の起源』を〈ニューヨーク・タイムズ〉の書評欄でとりあげる中で、こう問いかけている。「われわれの先祖がアフリカの草原で食物を奪いあったとき、善人がつねに最後になったとしたら、現在のわれわれが道徳原理をこれほど自然に受け入れるのは、なぜだろう」

しかも動物のなかで利他的になれるのは、人間だけではない。トムソンガゼルが外敵に気づいたとき、わざと足を引きずって走るのは、自分の生存のためではなく、群れに逃げるチャンスをあたえるためだ。チンパンジーは仲間と食べ物を分けあい、貴重な果物まで分けあたえることもある。精神生物学者のフランス・ド・ヴァールによると、ワタリガラスは屍肉《しにく》を見つけると、オオカミに自分の居所を知られることになっても、大声で鳴いて群れに知らせるという。

生存という点では、当然ながら固体と群れ（集団）とのあいだで利害が対立する。進化心理学者が「利他的行動」と名づけたものの起源については、進化における「選択の単位」に議論が集中する。自然淘汰は生存のために固体だけを「選択」したのだろうか。それとも、群れ全体がほかの群れより存続率が高くなるように、群れのレベルでも淘汰がおこなわれたのだろうか。

「適者生存」の原則が固体という単位だけに適用されるなら、利他的なものが進化することはほとんど考えられない。孤島でなら冷血なスキップ、ドリーン、ルーク、ハンナの父親のほうが、ほかの人より長く生き残るだろう。だが、群れ全体が淘汰の単位になるとすれば、利他主義が働くことにも説明がつく。個体同士が協力しておたがいに世話をしあう群れのほうが、個体同士が競争し無視しあう集団よりも、群れとして存続する可能性が高いのは当然だ。長く残るのは、個体がそれぞれに第一位を目指し、自分以外のものを排除する群れではなく、あるていど統一体として機能する群れだろう。

群淘汰と、それが人間の本性にあたえる意味は、進化理論学者のあいだで激しい議論の的となり、進化論そのものがまだ進化途中にあることが明らかになった。初期のころの群淘汰理論では、まず最初に群淘汰に適した利他的な固体（警告を発する哺乳動物、群れに食べ物のありかを知らせる鳥、仲間を思いやる類人猿など）が集まった群れがいたという説が立てられた。突然どこからともなく利他的な集団が出現したということの根拠の薄い仮説は、多くの学者にうとまれ、薄弱な科学というかんばしくないレッテルが貼られた。

自分の遺伝子を多く残すために血縁を守る

一九六六年に、シカゴ大学のジョージ・C・ウィリアムズは、『適応と自然淘汰』と題する重要な著作を発表し、その中で群淘汰は理論的には可能だが、自然界で起きることはありえないと論じた。ウィリアムズは、群れも個体も自然淘汰の基本単位ではなく、淘汰の本当の単位は遺伝子そのものだとした。クローンを生みだす有機体と異なり、交配によって再生される生物にとって、自分を（どうにか）正確に再生する唯一の単位は遺伝子だけだ。子どもは両親の正確なコピーではないが、遺伝子はかなり正確に自己再生ができる。そこで、遺伝子は自然淘汰が効果的に働く唯一の単位にちがいないとウィリアムズは考えた。言い換えると、「適者生存」はもっとも生存に適した遺伝子（ないし遺伝子に埋めこまれた情報）の存続を意味しており、かならずしも最適な個体や群れの存続を意味してはいない。ウィリアムズの意見では、個体も群れも、遺伝的情報のために環境としていっとき奉仕するだけなのだ。

その一〇年後の一九七六年に、やはり高い人気をえた著作『利己的な遺伝子』の中で、リチャード・ドーキンスは、ウィリアムズの遺伝子重視の理論と生物学者W・D・ハミルトンの「血縁淘汰」の考え方をさらに押し進めた。個体が遺伝子段階で「利己的」な考え方をとるために、利他的な行動が進化するという、逆説的な説明をおこなったのだ。これはかなり不思議な概念で、解説が必要だろう。

血縁淘汰は、個体の遺伝的な設計図（言ってみれば、個体に唯一不死の可能性をあたえるもの）では、個体が自分自身の生存と再生を守ると同時に、遺伝子構成を一部分けあっている血縁の個体の生存と再生を守ると、成功率が高くなるという説だ。個体が血縁を守り、気前よく行動すれば、おたがいの生存と再生の確率が高まり、その後の世代に自分の遺伝子を数多く残すことができる。血縁同士はおたがいに遺伝子で共通する部分が多いからだ。

もちろん、「利己的な遺伝子」といっても、DNAが独自に考えたり感じたりするわけではない。ドーキンスはつぎのことを説明する比喩として使ったのだ。種の特徴は、遺伝子プール〔たがいに交配可能なおなじ種の集まりがもつ遺伝子の総量〕の中になるべくおなじ遺伝子が多くなるような考え方や感情や行動を、個体にうながす遺伝子によって決定される。ただし、その考え方や感情や行動が、個体自身におよぼす影響は無視されている。

たとえば、私が感情的に愛着をもつよう脳にうながされ、いとこたちにやさしい気持ちを抱いて全員に自分の果物を分けあたえたなら、私個人の寿命は短くなるかもしれないが、私の遺伝子が何倍にもなって存続しつづける可能性は高くなる。私の遺伝子はいとこの一人一人と、重なる部分があるからだ。そしていとこたちの寿命をのばすことによって私が遺伝子プールに残した遺伝子には、私に感情的愛着を感じさせた遺伝子も入っているはずだ。

言い換えると、感情的な愛着を生じさせる遺伝子は、ある意味で「利己的」ということになる。自分の数を増やしたいがために、個体のしあわせや命までも無視するのだから。サミュエル・バトラーの有名な言葉のように、「ひよこは、卵がべつの卵をつくるための手段」というわけだ。

進化理論学者によると、私たちは遺伝子のもっとも大きな割合を両親、きょうだい、子どもと分けあっているので、私たちが遠い親戚や他人より両親、きょうだい、子どもに利他的になる事実にも、血縁淘汰説で説明がつくという。そして血縁淘汰によって、私たちが自分自身のエネルギーや生存のための資源を削ってまで、自分の子どもを守り育てようとする理由も説明できる。その視点に立ってみると、良心は、私たちが他人の足で歩きつづけるための遺伝的素材が入った小さなパッケージを無視しないよう、総合的にプログラムされたメカニズムなのだ。

では、遠い親戚や他人にたいする良心のほうはどうだろう。遺伝子重視の進化理論学者は、自然淘汰では〝相互的な利他主義〟、つまり相互の得点の和がゼロにならない（両方が勝つ）行動、たとえば労働の分配、友情、協力、衝突の回避などをうながす遺伝子が重んじられてきたのだとしている。こうした行動は感謝、同情、良心などの感情をともない、これらの感情が遺伝子の自然淘汰で残されたのだろうという。

自然淘汰は良心をもたない少数派もつくりだした

だが、群淘汰の考え方にもどると、デイヴィッド・スローン・ウィルソン、スティーヴン・ジェイ・グールドなどの進化理論学者は、進化が遺伝子のみでなく、もっと幅広く起きている事実に、生物学も行動学も目をむけるべきだと呼びかけた。博物学者のグールドは、古生物の化石を再調査し、自然淘汰がさまざまな段階でおこなわれていると主張した。遺伝子から個体、群れ、あるいは種にいたるまでの段階である。それに加えて彼は、自然淘汰のようにゆっくりとではなく、はるかに速く働く力——地球規模あるいはそれに近い規模での破壊など——も、進化の道筋に大きな影響をおよぼしており、今後もそれが起きるだろうと指摘した。

自然淘汰の各段階はたがいに対立しがちで、利他的行動や良心などの感情においては、とりわけその傾向が強い。遺伝子の段階および群れの段階では良心は生存に適しているとみなされ、自然淘汰は好意的に働く。だが個体の段階では、良心が欠けているほうが生存に適している場合がある。というわけで、自然は私たちの大半に良心を残そうとするが、べつの段階では、感情的な愛着や良心をもたずに栄える少数の個体を支えようとする。

デイヴィッド・スローン・ウィルソンは、こう言っている。「数々のきわめて知的・実際的理由で、集団レベルの組織に貢献して成功する行動と、集団レベルの組織を崩壊させて成功する行動とは、はっきりと区別される。〝利己的〟と〝利他的〟、〝道徳〟と〝不道徳〟などの日常用語は、すべてそれを表わしている」

ウィルソンがここで指摘しているのは、私たちにはおなじみの二つのグループだ。衝突を最小限に抑えようと考えたり感じたりし、必要なときは分けあい、愛する相手とともに生きていく多数派と、衝突で利益を獲得し、生涯が支配のための競争以外のなにものでもない少数派である。

というわけで、きわめて微視的な生物学的レベルにおいても、善悪の葛藤は人類の歴史より古い。そしてこの葛藤に結論をだすのは私たちかもしれない。その究極の答えは、人類が世界にもたらした難題に私たちがどう立ち向かうかにかかっている。サイコパスの問題もそのひとつだ。

子どもの成長と良心の発達

ここで進化心理学から発生心理学へと目を移して、人間の子どもの中で良心がどのように育つのかを考えてみよう。良心は子どもの精神の発達とともに自然に花開くのだろうか、それとも子どもは家族、社会、文化とふれあう体験をとおして、道徳観念を身につけ、修正していくのだろうか。

この問いに答えをあたえる研究はまだなされていないが、良心の知的なパートナーである道徳的推理にかんする調査から、多くを学ぶことができる。道徳的推理は人が考えをめぐらす過程で良心によりそい、どうすべきか判断する手助けをする。道徳的推理は、言葉や概念や原則で言いあらわすことができる。

1章で紹介したジョーは、アウディを運転しながら、道徳的推理をはじめた。良心に痛みを覚えながら、このままだいじな打合せに行くべきか、それとも犬のリーボックに食べ物をやりにもどるべきか判断しようとしたのだ。良心は、すでに見たとおり、犬にたいするジョーの感情的愛着から生じる義務感である。道徳的推理は、その義務が具体的に何であり、どうすればはたせるかを、彼が見定めるためのプロセスである（犬がどれくらいお腹をすかせるか。喉が渇いて死ぬことはあるか。打合せとリーボックとどちらがだいじか。すべきことはなにか）。

このように犬に食べ物をやりに帰るべきか、あるいは核ミサイルの打ち上げをすべきかと、道徳的・倫理的な問題を自分に問いかける能力は、どこから生まれるのだろう。

道徳的推理にかんして一九三〇年代に本格的な研究をはじめたのは、スイスの心理学者ジャン・ピアジェだった。彼の重要な著作である『子どもの道徳的判断』の中で、ピアジェは権威、嘘、盗み、そして正義という概念にたいする子どもの見方を分析した。彼はまず、年齢の異なる子どもたちが規則をどのように認識してゲームをおこなうか、そして道徳的ジレンマをどのように判断するかを、克明に観察し記録した。ピアジェは〝構造的〟な研究法をとった。つまり前提として、人間の心理や哲学的思考は漸進的に、しかも一段ずつ重なっていくように発達する、そしてどの子どももおなじ順序をたどって成長していくと考えたのだ。

ピアジェは道徳的成長の段階を大きく二つに分けた。第一の段階は「強制による道徳」あるいは「道徳的リアリズム」と呼ばれた。この段階では子どもは規則を変えられないものとみなして、規則にしたがう。黒か白かという推論しかなく、この段階の幼い子どもはある行為について絶対的に正しいか、絶対的にまちがっているかの二つに一つだと信じ、わるいことをしたのを見つかったらかならず罰を受けると考える。ピアジェはこのような予測を「切迫した正義」と名づけた。

第二段階は、「協調の道徳」あるいは「相互性」と呼ばれている。この段階では、子どもは規則をときによっては変更可能な、相対的なものとして受けとめ、正義の概念の中にほかの人を思いやる気持ちがまじる。この段階を迎えた年長の子どもは自分の視点を「中心からずらす」(自己中心でなくなる)ことができる。そして道徳的な規則は個人にわるいことをさせないためというより、社会が機能するために大切であるのを理解する。

ピアジェの伝統を引きつぎ、アメリカの哲学者ジョン・デューイの影響も受けて、心理学者で教育者のローレンス・コールバーグは、一九六〇年代後半にハーヴァード大学の道徳教育センターで道徳的判断にかんする研究をおこなった。コールバーグが目指したのは、普遍的な道徳的成長の段階というものが、実際に存在するかどうかを確認することだった。

コールバーグの理論は、アメリカ、台湾、メキシコ、トルコ、ユカタン半島の六歳から十六歳までの少年たちへの面接にもとづいている。この面接のあいだに子どもたちは、いずれも道徳的ジレンマをふくんだ一〇種類の話を聞かされた。なかでも有名なのは、四〇年近く前に作られたものながら、製薬会社や処方薬の値段をめぐって現在戦わされている議論を彷彿《ほうふつ》させる短い物語だ。「ハインツのジレンマ」と呼ばれるその話の、あらましをご紹介しよう。

ハインツの妻は特殊な癌で死にかけていた。医師たちの話によると、彼女を救う唯一のラジウム入りの薬が、ハインツの町に住む薬剤師の手で最近開発されたという。その成分がそもそも高価なうえ、薬剤師は自分が調合した薬に、さらに一〇倍の値段を要求した。ラジウムに二〇〇ドル払った薬剤師は、客にはごく微量の薬に二〇〇〇ドル請求したのだ。ハインツはあらゆる知り合いに頼んで金の工面をしたが、結局一〇〇〇ドルほどしか集められなかった。ハインツは薬剤師に、薬がないと妻が死んでしまうと訴え、薬を安く売ってくれるか、後払いにしてもらえないかと頼んだ。だが、薬剤師は「だめです、薬を開発したのは私だ。私はこの薬でひと儲けするつもりなんですから」と答えた。ハインツは追いつめられた。彼は薬剤師の店に押し入って、妻のために薬を盗んだ。ハインツのしたことは正しいだろうか。

コールバーグが興味をもって記録したのは、「ハインツのしたことは正しいか」という質問にたいする子どもたちの賛否ではなく、その裏にある推理だった。多くの面接結果にもとづいて、彼は子どもたちが自分中心の考え方から理にかなった行動まで、三段階の道徳的成長をたどると考えた。その過程では段階を進むにしたがって、しだいに複雑で抽象的な思考パターンが必要になり、どの段階も子どもの認識能力の成熟とともに前の段階と入れ代わる。

コールバーグの説によると、七歳から十歳の子どもは「前慣習段階」の推理をおこなう。つまり、おとなの権威にしたがい、賞罰にたいする予測のみにもとづいて規則を守る。コールバーグは前慣習段階の推理はだいたいにおいて「前道徳的」だと考えた。ハインツのジレンマにたいする典型的な「前道徳的」な答えは、「いいえ、ハインツはそんなことをすべきではありませんでした。しかられるからです」である。

十歳ごろから、子どもたちは道徳的推理の「慣習段階」（社会的な意味での慣習である）に入り、ほかの人びとの意見にあわせた行動や、協調にたいする欲求が芽生える。この段階では、権威への服従が、賞罰や高次の原則とは関係なくそれ自体で価値をもつようになる。コールバーグは子どもが十三歳になるころには、たいていの道徳的質問に慣習的な答えが目立つようになると考えた。ハインツの盗みにたいする慣習的な推理は、「いいえ、彼は薬を盗むべきではありませんでした。盗みは法律に反しています。それはだれだって知っていることです」である。

思春期のあいだに、慣習的段階から第三のもっとも高い段階に成長する子どもがいる。これをコールバーグは「後慣習段階」と名づけた。この第三の段階にたっした子どもは、独自に抽象的な道徳原則を組み立て、その原則にのっとって、ほかの人たちに認めてもらうためでなく、自分の良心を満足させるために行動する。

後慣習段階では、子どもの道徳的推理が社会の固定的な規則を超える。子どもは社会の規則がたがいに対立しがちなのを理解している。そして子どもの推論は流動的で、自由、尊厳、正義、命の大切さといった抽象的概念から情報を受けとる。ハインツの例で言えば、後慣習段階にたっした子どもは、人間の命はお金より尊く、命の尊厳は盗みにたいする社会の原則よりだいじな道徳的法律だと推理するだろう（「ええ、むずかしい問題ですね。でも、薬剤師がお金のために出ししぶった薬を、ハインツが奥さんの命を救うために盗んだのは理解できます」）。

コールバーグによると、おとなになっても後慣習段階の道徳的推理ができる人は少ないという。彼が年長の少年と若者に面接をおこなった結果、明らかに第三段階の解答をした者は一〇パーセント以下しかいなかった。

女性は正義より思いやりを重んじる

コールバーグの道徳的成長段階の理論で、抜け落ちている要素はなにか。そして、コールバーグの研究全体をとおして、大きく欠けているものはなんだろう。答えは、彼が少年しか面接しなかったこと。優秀な社会科学者のコールバーグは、なぜか人類の半分を見すごしたのだ。

この欠陥を、一九八二年に『ちがう声で／心理学理論と女性の発達』と題する革新的な著作の中で、キャロル・ギリガンが指摘した。コールバーグの弟子だったギリガンも、道徳的成長に段階があるという考え方に興味を抱いたが、彼女はコールバーグの言う道徳的段階の内容がかぎられている点に強い不満をもった。コールバーグは「規則」を重視した「正義の倫理」にもとづいて、道徳的推理のモデルをつくりあげた。ギリガンは、コールバーグが子どもたちの解答から「正義の倫理」しか引き出せなかったのは、彼が男子だけを面接したせいであり、女子が面接されていたら、べつのモデルが生まれただろうと考えた。

彼女は女性たちに面接してジレンマにたいする判断のしかたを調べ、女性が「規則」より思いやりを重んじることを発見した。女性は、男性型の「正義の倫理」より「思いやりの倫理」にのっとって道徳的推理をおこなうと、ギリガンは考えた。それは、少女が自分を母親とかさねあわせ、家族の中でおたがいの共感を重んじる体験をする傾向が強いためだと彼女は言う。

ギリガンは、これは男女の視点に優劣があるということではなく、二つの倫理はたんなる声のちがいにすぎないと強調した。男性は社会と個人の規則を重視する。女性は人との結びつきを重視する。女性の道徳的成長は認識力の変化だけでなく、自分と社会環境にたいする見方の成熟度にもかかわっていると、ギリガンは言う。

後慣習段階の女性はハインツのジレンマにたいして、ハインツと妻との関係を重く見て、薬剤師の言い分は不道徳だ、なぜなら死にかけた人を助けられるのに助けようとしないからだと判断する。後慣習段階の女性の推理では、自分や他人を傷つけないことに焦点がしぼられ、判断が個別的で関係的になり、命の尊厳などの一般的な原則に照らすよりも、多くの点で複雑になる。

キャロル・ギリガンのおかげで、いまでは心理学者も教育者も、道徳的推理が一面的なものではなく、人の道徳的成長は最初に考えられたよりもはるかに複雑な形をとることを理解している。この二〇年のあいだに、数々の新たな研究によって、女性も男性も、道徳的推論で「思いやりの倫理」と「正義の倫理」の両方を使うことがわかった。この二つの声は複雑にからみあって歌う。性差は全女性、全男性のあいだを一本の線で分けられるほど単純なものではない。

道徳的判断は文化圏によってもちがう

そして性別で人類を半分に分けても、おそらく世界のすべての人間に共通する道徳的成長段階はないこともわかっている。文化的なちがいは、道徳の世界でも存在している。となると道徳的推理は正義と思いやりの二種類だけでなく、三種類、一〇〇種類、あるいはそれ以上ありはしまいか。人間の状況や価値観や子どもの育て方のちがいとおなじほど、ことなった見方があるのではなかろうか。

道徳的判断にたいする状況や文化の影響を調査したのが、イェール大学のジョーン・ミラーとデイヴィッド・バーソフだった。二人はコネティカット州ニューヘヴンのアメリカ人の子どもおよび大人を、インド南部のマイソール市に住むヒンズー教徒の子どもおよび大人と比較した。彼らはアメリカ文化が個人主義的なものの見方――自主性と個人としての成功――を、男子にも女子にも奨励《しょうれい》しているのにたいして、ヒンズー教のインド文化は性別に関係なく、相互依存的な考え方――ほかの人たちと永続的なきずなを結び、集団の目的のために個人の野心は二の次にすること――の大切さを教えていると指摘した。

ミラーとバーソフは研究の中で、ヒンズー教徒のインド人は、個人間の責任を社会的に強制しうる道徳的義務とみなすのにたいし、アメリカ人はその責任は各個人の決断にまかされると考えることを発見した。たとえば、ダウン症の妹の面倒を両親がみられなくなったとき、自分が妹を引き受けるかどうかという問題について、アメリカ人は任意と考える。つまり道徳的にそのほうが好ましいという暗黙のふくみはあっても、任意は任意なのだ。おなじ状況に置かれた場合、ヒンズー教徒のインド人は妹の面倒をみることは避けがたい道徳的な天の法(ダールマ)と考え、必要とあれば家族が義務の遂行を強要することもできる。しかも個人間の義務をインド人はふつうの人間なら進んで引き受けるべき、当然なものと考えているのにたいし、アメリカ人は社会の期待と個人の望みはたいてい対立するものであり、そのあいだで〝バランス〟をとらねばならないと考えている。

こうした考え方や子どもの育て方のちがいは大きく、異文化のあいだで道徳的推理にかなりのひらきを生じさせている。ミラーとバーソフは、ヒンズー教徒のインド人は男女ともに「義務にもとづく見方」にしたがって成長すると報告している。「正義の倫理」とも「思いやりの倫理」ともちがう、道徳的判断の基準である。二人はこう結論している。「この結果から、アメリカとヒンズー教のインドでは、質的にことなった道徳観が発達していると考えていいだろう。そこにはそれぞれの背景の中ではぐくまれた、個人にたいする対照的な文化的視点が反映されている」

だが、さまざまな文化が多種多様な道徳的判断を生みだすかたわら、究極的には問題の核心に迫るもの、もっと深くて変化の少ないものが存在している。それは、永久に相いれない善と悪との戦いにたいする感覚である。人間の中に葛藤を生じさせる善悪の概念は、完全に、そして驚くほど普遍的だ。善と悪との対立は時代も文化も超えた人間的な筋書きであり、この道徳的葛藤にひそむ要素は、あらゆる文化圏で男性にも女性にも抵抗なく認識されている。私はインド南部の女性に、対立する二つの道徳的領域を感じる基本的な感覚があることは想像できるし、彼女も私にそれがあると考えるだろう。たとえば、追いつめられたあわれなハインツの、ジレンマの解決のしかた——自分がすべきことと、すべきでないことにたいする判断——はべつとして、彼が愛する者を救おうとした点で最初から高い道徳的基盤に立っており、薬剤師は利己的でよくないということについては、文化のちがいを超えてだれの意見も暗黙のうちに一致するだろう。

道徳的推理そのもの、つまりいかに道徳的ジレンマを考え、どのように判断するかは万国共通ではない。では、善と悪の葛藤にたいする感情的な反応はどうだろう。文化や国境のちがいを超えた、万国共通に近い良心はあるのだろうか。

あるとすれば、どのように感じられるのだろう。

時間と距離を超えるきずな

良心の起源にかんするこの章のむすびを書きはじめたのは、二〇〇三年の九月十一日だった。ふだん仕事をするときは静かなほうが好きなのだが、この朝はとなりの部屋のテレビをつけ、世界貿易センタービルがあった場所に立つ子どもたちが、そこで亡くなった人びとの名前を一人ずつ読み上げる声を聞いた。その朝私は、二年前の九月十一日とおなじように、娘を学校に送り届けた。ちがいは、二年前には娘を学校に送っていったときから、彼女が帰宅するまでのあいだに、全世界が変わってしまったことだ。

二年たっても、おなじ感情が波のようにあふれだすのを感じた。

大惨事を経験すると人は思いもかけない反応をするものだが、私にとっての驚きは、自分が子どものときから知り合ったすべての人たちとの結びつきを、突然感じたことだった。ふれあったのは束の間でも私にとって大切だった人もふくめて、私が愛情を感じた人たち全員とのきずなをはっきりと感じたのだ。二〇〇一年九月十一日以後、私は何年もあるいは何十年も会うことがなく、忘れていた人たちを思い出した。頭の中に一人一人の顔が痛いほどあざやかに浮かんだ。あまり長いあいだ音信不通で、どこにいるのか見当もつかない人も大勢いたが、私はどうしてもみんなに電話をかけたくなった。どうしているか訊ねたかった——その昔、高校時代にノースカロライナで作文を教わった先生、大学時代のルームメート、フィラデルフィアで私がいつも買い物をした食品店の心やさしい店長。彼はお金のない人たちに食料をただであたえ、ほかの客たちには黙っていてほしいと頼んだ。あの人たちは元気にしているだろうか。電話がかけられる人には、電話をした。かけても奇妙に思う人はいなかった。私たちはおたがいに消息をたしかめあっただけだった。

道徳的推理——道徳的ジレンマの解決のしかた——はひとつではなく、万国共通ではない。年齢や性別によってもちがう。文化圏や宗教によってもことなるし、となり同士でもちがう。たとえば私のテロにたいする考え方は、となりに住む人の考えとは少しちがうだろう。そして海の向こうの人たちの考え方とは、はっきりことなるだろう。だが、人間の奇跡とも言えるのが、私たちのほぼ全員——一部の例外をのぞき——に共通するものがひとつあることだ。それは、ほかの人間にたいする深い愛着だ。感情的愛着は私たちの一部であり、体や頭脳を構成する分子にまでそなわっていて、私たちはときどきそれを強く思い出す。遺伝子の中で芽を出し、あらゆる文化や信念、多くの信仰にまで渦《うず》のようにのびていく。それは私たちがみなひとつだという理解のはじまりを、ささやきかける声だ。その起源がなんであろうと、それが良心の本質なのだ。

10 なぜ良心はよいものなのか

しあわせとは、あなたの考えと言葉とおこないが、調和していること。

――マハトマ・ガンジー

サイコパスはしあわせになれるか

良心から完全に解放されて、良心の呵責も罪悪感もまったく感じなくなるとしたら、自分の人生はどうなると思いますか？

私がこの質問をすると、たいていの人は「えっ、うーん」あるいは「そんな、ばかな」と言って口をつぐみ、理解できない言葉でなにか聞かれたときのように、額にしわをよせて考えこむ。そしてたいていの人は、自分の人生にあたえる良心の重みにとまどったようすで苦笑いをしながら、こんなふうに答える。「どうなるかよくわからないな。でも、いまとちがう人生になることはたしかでしょう」

「えっ、うーん」と言って沈黙したあと、ある想像力豊かな男性は、クスクス笑って言った。「小さな国とかで独裁者になったかもしれないな」彼の口ぶりは、そのほうが自分がいまやっている社会的に評価の高い仕事より、はなやかでかっこいいと言いたげだった。

良心をもたないほうが、かっこいいだろうか。そのほうがしあわせだろうか。大勢の人たちが悩まされるのはたしかだ——サイコパス自身をのぞいて、その小国の国民すべてが。だが実際に個人のレベルで、あなたや私が良心の抑制から解放されたとしたら、しあわせな暮らしができるだろうか。できそうにも思える。嘘つきな人たちは権力を手に入れ、私たちが地道に働いて〝そこそこの〟車のローンを払ういっぽう、企業泥棒は自家用機やヨットを買っている。だが、実際はどうだろう。心理学の立場から見た場合、サイコパスは私たちよりしあわせで、いい暮らしをしているだろうか。

皮肉にも実利的な理由から、私たちは自然によってたがいに分かちあう社会的な生き物として選択されてきた。私たちの脳はおたがいへの感情的愛着と、良心の感覚にむけて回路が接続されてきた。というか、少数の例外をのぞいて全員がその道をたどった。かたやことなった道をとった少数派は、おなじく実利的な淘汰の過程で利益をえながら、仲間にたいして邪悪で冷淡になるように進化し、感情的な回路が絶たれた、自分本位に働く脳をもつようになった。この古い歴史をもつ二つのグループを二十一世紀の視点から、心理学の目をとおして眺めたとき、社会的な良心をもつ一派と、反社会的な一派のはたしてどちらが人間として有利と言えるだろうか。

哀れな末路をたどりがち

良心の足かせをもたない人たちが、権力や富を一時的にせよ獲得することがあるという事実は、否定できない。人間の歴史にはその最初から現在にいたるまで、侵略者、征服者、悪徳領主、帝国の独裁者の記録が数多く残されている。その多くは遠い昔に死んでいるか、あまりに絶大な権力をもちすぎて臨床心理学者の診断対象にならない人たちである。だが、くわしく記録された彼らの有名な行動を考えると、精神病質的逸脱尺度で調べなくても、人にたいする感情的愛着にもとづく義務感をもたない人物、つまりサイコパスが、かなりまじっていると想像できる。

あいにくなことに、残忍な征服者や独裁者は、同時代人たちから畏敬の念をもたれ、存命中は人類の手本とみなされることが多かった。十三世紀には、無数のモンゴルの少年たちが、寝る前に豪勇無双のチンギス・ハーンの物語を聞かされたにちがいない。

良心が欠けていることは、異性の獲得にも有利に働く。その一例が、暴君チンギス・ハーンの長男ジュチ・ハーンだ。彼は征服した王族の娘の中から最高の美人を選べるという生得権を行使して、四〇人の息子をもったと言われている。そして奪われた娘一人を例外に、敗者となった王族側は息子ともどもかならず全員が虐殺された。チンギス・ハーンの数多い孫の一人、フビライ・ハーンは元《げん》の国を建国し、正規の息子を二二人もうけ、毎年自分のハーレムに処女を三〇人加えた。そしてこれを書いている時点で、旧モンゴル帝国の地域に住む男性の約八パーセントにあたる一六〇〇万人が、ほぼおなじY染色体〔男性だけがもつ染色体〕をもっている。遺伝学者はこの事実から、二十一世紀の現在、一六〇〇万の男性に十三世紀の伝説的人物、チンギス・ハーンの刻印が押されていると解釈している。

チンギス・ハーンは、サイコパス的な暴君のなかで、残酷で屈辱的な死に方をしなかったためずらしい例だ。彼は一二二七年に、狩の途中で落馬して死んだ。だが、虐殺や大量のレイプをおこなった者の多くは、最終的に自殺に追いこまれるか、耐えきれずに怒りを爆発させた人びとの手で殺害されている。残虐なローマ皇帝カリギュラは自分の衛兵の一人に暗殺された。ヒトラーはみずから拳銃を口にくわえて発砲し、遺体はガソリンで焼かれたと言われている。ムッソリーニは銃殺され、遺体は広場で逆さに吊られた。ルーマニアのニコラエ・チャウシェスクと妻のエレナは、一九八九年に銃殺された。カンボジアのポル・ポトは元部下たちに捕まって二部屋しかない小屋の中で死に、その遺体はごみやゴムタイヤの山と一緒に焼かれた。

大物サイコパスはたいていあまりいい最期を遂げなかったが、急速に下降線をたどる傾向は、小物たちの場合でもおなじだ。規模はどうあれ、サイコパシーは最終的に負け戦《いくさ》になるのかもしれない。

たとえばハンナの父親は、自分にとってだいじなものをなにもかもなくした。五十を迎えた彼は、けちなヘロイン取引の刺激と引換えに、仕事も地位も、美しい妻もやさしい娘も失った。そして最後は自分の頭に弾丸を撃ちこむか、べつのけちな犯罪者に撃たれて命を落としかねない。私の患者シドニーのなまけ者の元夫ルークも、やはり大切なものをすべて失った——妻、息子、そしてプールである。

スーパー・スキップは、不遜にも自分を不滅だと考え、証券取引委員会ごときに失墜させられるほど自分は馬鹿ではないとたかをくくっているが、証券取引委員会が本気で調査に乗りだしたときは、不滅ではなくなるだろう。

ドリーン・リトルフィールド〝博士〟は、ほんものの博士号がとれるほど頭がよくても、身分をごまかして暮らす町はしだいに辺鄙《へんぴ》な場所になり、立派な人たちをうらやんで陳腐なゲームをくり返したあげく、隠れる場所がなくなるはずだ。五十を迎えるころには、旅ととめどない欲望のおかげで預金は底をつき、顔にはくたびれた七十歳のようなしわが刻まれるだろう。

こうしたわびしい末路の例は、枚挙にいとまがない。想像とは逆に、無慈悲な人間が最終的に人より得をすることはないのだ。

戦争、侵略、大量虐殺を記録してきた歴史家たちは、道徳にもとる破壊的で邪悪なタイプの人間が、人類の中にくり返し生まれてくると言う。一人消えると、すぐにまた一人が地球上のどこかに出現するのだ。だが、ガンジーのすばらしい言葉のように、私たちには希望もあたえられている。「彼らはいつかかならず破滅する――それを考えるのだ、つねに！」

彼らが最終的に失墜する理由のひとつは明らかだ。怒れる元部下たちに惨殺されたムッソリーニやポル・ポトのような悪名高い独裁者たちの場合は、とりわけそれが言える。多くの人を迫害し、略奪し、殺し、レイプすれば、やがて団結して復讐をくわだてる人びとがでてくるだろう。

ドリーン・リトルフィールドの物語にも、その小さな例が見られる。危ない橋を渡っていた彼女は、最後にまちがった相手を怒らせた。だが、失墜にはもっと目立たないほかの理由もある。良心なしに生きつづけるサイコパスの心理に、特有の理由だ。

その第一が、ほかでもない〝退屈〟である。

死ぬほどの退屈を味わう

だれでも退屈については知っているだろうが、正常な大人が完全な退屈を経験することは少ない。私たちはストレスを抱え、あわただしく動きまわり、くよくよするが、本当の退屈はめったに感じない――それは私たちがあまりにストレスを抱え、あわただしく動きまわり、くよくよするせいでもあるだろう。なにもすることがないときは、たいていほっとひと息つき、退屈には思わない。

本当の退屈がどんなものかを理解するには、子ども時代を思い出すといい。幼年期から思春期にかけての子どもはよく退屈する。耐えがたいほどの退屈を感じるのだ。正常な成長期にはたえず刺激が必要で、たえず何かを探し求めて学習するため、長旅や雨の午後や自習時間にはうんざりすることが多い。子ども時代の退屈は慢性の偏頭痛や飲物がないときの猛烈な喉の渇きとおなじように、つらいものになる。あまりに耐えられないので、あわれな子どもは大声でわめいたり、壁になにかを投げつけて大きな音をたてたりする。極度の退屈は、たしかに苦痛なのだ。

さいわい、大人はたえず刺激を必要としたりしない。ストレスはあっても、刺激が耐えがたいほど過多でも過少でもない、かなり穏やかな覚醒状態の中で生きている。

だがサイコパスは、つねに過剰な刺激を求める。スリル中毒とか危険中毒など、中毒、という言葉が使われることもある。こうした中毒が起きるのは、刺激への欠乏をおぎなう最良の（おそらく唯一の）方法が、感情的な生活であるためだ。

多くの心理学の教科書には、覚醒と感情的反応という言葉がほぼおなじ意味で使われている。私たちはほかの人びととの意味のある結びつきや約束ごと、しあわせな瞬間やふしあわせな瞬間から刺激を受けるが、サイコパスにはこの感情的な生活がない。人との関係の中でときにつらさやスリルを味わうという、つねに覚醒した状態を彼らは経験することがないのだ。

電気ショックや大きな音を使った実験で、ふつうは不安感や恐怖に結びつく生理的反応（発汗、動悸《どうき》など）も、サイコパスの場合はきわめて鈍かった。サイコパスが適切な刺激をえる方法は支配ゲームしかないが、ゲームはすぐに新鮮味を失ってつまらなくなる。麻薬とおなじく、ゲームをしだいに大きく刺激的にしながら、ひたすらつづけるしかないのだが、サイコパスの資力と才能しだいで、それも不可能になる。というわけで、サイコパスには退屈の苦痛がたえずつきまとう。

化学的な手段で退屈を一時弱めようとするため、サイコパスはアルコールや麻薬の力に頼りがちになる。一九九〇年に『米国医師会ジャーナル』に発表された罹病率調査によると、サイコパスの七五パーセントはアルコール依存症で、五〇パーセントは薬物常習者だった。つまりサイコパスは精神的に危険中毒であるのに加えて、実際の中毒者である場合が多いのだ。〝絶頂体験〟と危険が味わえるドラッグ・カルチャーはサイコパスにとって魅力が強く、居心地のいい世界になっている。

一九九三年に『アメリカ精神医学ジャーナル』で発表されたべつの調査によると、反社会性人格障害と診断された静脈注射ドラッグ常習者の一八パーセントがＨＩＶ感染者だったが、反社会性人格障害ではない静脈注射ドラッグ常習者のＨＩＶ感染率はわずか八パーセントだった。サイコパスにＨＩＶ感染者の割合が高いのは、おそらくリスクの高い行為を追い求めるせいだろう。

最後は敗者に

これらの統計結果から、私が本の最初で投げかけた疑問が新たによみがえる。良心の欠如ははたして精神障害なのか、それとも適応能力の欠陥なのか。精神障害の使用可能な定義のひとつは、かなり深刻な「生活の破綻」を引き起こす精神状態である。つまり当人の全体的健康と知能程度を考えれば当然期待できる機能的能力に、深刻で異常な制限が加わる状態だ。常識的に考えても、目立った精神障害――鬱病、慢性不安、妄想症など――は、深刻な「生活の破綻」を生むことが予想できる。だが、道徳的特徴と考えられているもの、すなわち良心が欠如している場合はどうだろう。サイコパスはまずめったにみずから治療を受けようとしないが、彼らは「生活の破綻」に悩んでいるだろうか。

　この問題を探るために、サイコパスにとって人生で意味のあること——勝利し支配する——に目を向け、つぎの質問について考えてみよう。サイコパスの全員が大権力者にならないのは、なぜか。彼らの一点に集中した動機を考え、良心に邪魔されない行動の自由を考えれば、彼らの全員が国家の指導者や国際的な最高経営責任者、少なくとも地位の高い教授や小国の独裁者になっていいはずだ。なぜ彼らはつねに勝ち組になるわけではないのか。

　そう、勝ち組にはならない。彼らの多くは埋もれており、せいぜい自分の子どもや抑えつけられた配偶者、あるいは数人の従業員や同僚を支配するくらいが関の山だ。ハンナの父親のように刑務所に送られる者、仕事や命を危険にさらす者も少なくない。スキップのように大金持ちになる者はほとんどいないし、有名になる者はもっと少ない。世界にたいした足跡を残すこともなく、大半は下降線をたどり、中年の後半になるころには完全に燃えつきている。彼らは一時期盗みを働き、私たちを苦しめることはあっても、実際には人生の失敗者なのだ。

　心理学者の目から見ると、歴史に名を残す大物たちでさえ失敗している。ふつうの人たちにとって、しあわせは愛すること、より高い価値観にしたがって人生を生きること、そしてほどほどに自分に満足することから生まれる。サイコパスは愛することができず、基本的に高い価値観をもっていないし、ほとんどつねに自分自身に満足しない。彼らは**愛も道徳ももたず、慢性的に退屈している。**富と権力を手にしたひと握りの者たちにさえそれが言える。

彼らが自分自身に満足しないのは、退屈以外にも原因がある。サイコパスは完全に自己中心なため、体のあらゆる小さな痛みや痙攣《けいれん》にたいして自意識が猛烈に強い。頭や胸に一瞬感じる痛みがいちいち気になり、ラジオやテレビで聞きかじった話は、トコジラミやリシン〔トウゴマに含まれる毒性アルブミン〕にいたるまで、すべて自分の身に置きかえて心配になる。その不安と警戒心はつねに例外なく自分自身に向けられるため、サイコパスは自分の健康を病的に不安がる心気症患者のようにもなる。彼らにくらべれば重症の不安神経症患者でさえ、理性的に見えるほどだ。紙で指を切ったら大ごとになり、口唇ヘルペスができたらこの世の終わりのような騒ぎになる。

健康状態について強迫観念に襲われたサイコパスの、史上もっとも有名な例がアドルフ・ヒトラーだろう。彼は生涯にわたって癌の恐怖にとりつかれた。癌をよせつけないため、そしてその他の数多い想像上の病気を治療するため、彼はお気に入りの専属医テオドール・モレルが処方した特別の〝治療薬〟を飲んだ。その錠剤の多くに幻覚を誘発する毒素が含まれていた。そのようにして、ヒトラーはみずから飲んだ毒でしだいに本当に病気になっていったのだ。たぶんそのために、彼の右手にできた（ほんものの）腫瘍が目立つようになり、一九四四年なかばには、写真の撮影を禁じた。

サイコパスは、仕事をさぼる言いわけに、心気症を使うこともある。元気そうに見えた一瞬後、勘定を払ったり、職探しをしたり、友人の引っ越しを手伝うなどという段になると、急に胸が痛くなったり、足が動かなくなったりするのだ。そして彼らの空想上の病気は、たとえば満員の会場で一つだけ空いていた席を自分のものにするときも役立つ。

一般的に彼らは**努力をつづけることや、組織的に計画された仕事はいやがる。**現実世界で手っとり早い成功を好み、自分の役割を最小限にする。毎朝早くから職場にかよって長時間働くことなど、ほとんど考えない。サイコパスはすぐにできる計画や一回勝負、効率のいい奇襲作戦のほうがはるかに好きだ。サイコパスが職場で責任ある地位に就いていたとしても、その地位は実際に仕事をした（あるいはしていない）量が判断しにくいポストであったり、実作業は自分が操作した人たちにさせている場合が多い。

そんな場合、利口なサイコパスはときどき派手なパフォーマンスをしたり、お世辞や魅力を振りまいたり、脅したりすることで、ものごとを進行させていく。自分を不在がちな上司やすご腕の上司、あるいはなみはずれた〝神経質な天才〟に見せかける。**ひんぱんに休暇や休み時間をとるが、その間実際になにをしているかは謎**である。長つづきする成功にとって本当の鍵となる地道な仕事――こつこつとたゆまず努力を積み重ねること、こまかなところまで目を行き届かせること――は、責任と重なる部分が多すぎる。

残念なことに、この自己制限の傾向は、特別な才能をもって生まれたサイコパスにも見られる。なにかに真剣に没頭することや、毎日訓練を重ねて美術や音楽その他の創造的な力を磨くことは、サイコパスにはまったく向いていない。偶然による成功が、ときたま訪れるかもしれない。だが、根気よく情熱を傾けることが芸術家に欠かせないとしたら、大成はしないだろう。結局のところ良心のない者は、人にたいするときとおなじように、自分の才能と接する。才能の面倒をみようとしないのだ。

そしてサイコパスはほとんどつねに単独で活動するが、これも一時的には成功しても、長つづきしない原因のひとつだ。とことん利己的であるため、彼らはチームプレイが非常にへただ。サイコパスは**自分にしか関心がない**。べつの人間を相手にするときは、嘘やお世辞や脅しを使う。こうした接し方は真剣につきあったり、リーダーシップをとったり、面倒をみたりする人間関係よりはるかにきずなが弱く、短命に終わる。そして目標に向かってだれかと協力しあったり、仲間と努力をつづけたりする場合も、自分本位のサイコパスがまじると台無しになりがちである。

このように、最終的に失敗への道をたどる傾向は、悪名高い暴君のみならず、もっと目立たないサイコパス的な上司、同僚、配偶者でもおなじだ。

サイコパシーのように周囲の人びとを操作するスリルにとりつかれると、ほかのすべての目標が見えなくなり、結果として性格はことなるものの「生活の破綻」が、鬱病や慢性不安や妄想症などの精神病とおなじほど深刻になる。そしてサイコパスの感情的破綻には、彼らに感情的知能がまったくないことが見てとれる。つまり人間の世界で生きていくうえでのかけがえのない指標、**人の心の動きを理解する能力が欠けている**のだ。ほかの人びとを蹴落とせば自分の力が強くなると考えたドリーンや、社会もその規則も自分とは永久に関係がないと考えたスキップや、憎しみに燃えた自分の部下たちに追いつめられて失墜した独裁者のように、サイコパスは頭がいい者でさえ、近視眼的で驚くほど世間知らずであり、やがては退屈や経済的困窮や銃弾などで姿を消していく。

良心が人一倍大きい人はしあわせか

くり返しになるが、良心はほかの人たちへの感情的愛着にもとづく義務感である。ではここで、この心理的方程式を裏返してみよう。人は良心がないとけっして本気で愛することはできない。そして義務という命令的感覚から愛を差し引くと、残るのは薄っぺらな第三のもの——愛とはまったくべつの所有欲だ。

この本の最初でご紹介したとおり、人類の歴史の中でもとりわけ暗く暴力的な一ページになった二〇〇一年九月十一日の直後、私の心理学者の友人バーニーは、良心をもたないことより良心をもつことを選び、その理由は彼自身にもわからないと言った。このときバーニーがとっさに良心を選んだのは、ひとつには彼がすぐれた心理学者だからだ。バーニーは何が人をしあわせにするか、よくわかっているのだ。

片方には所有し支配したいという欲望があり、片方には愛がある。なぜ良心を選んだのかその場では言えなかったとしても、心理学者のバーニーが愛を選択したのは、不思議ではない。支配することは一時的には快感でも、人をしあわせにはしない。だが、愛は人をしあわせにする。

だが、良心が大きすぎた場合はどうだろう。しあわせになるどころか、良心にしいたげられ、深刻な鬱状態に追いこまれると指摘する心理学者たちもいるではないか。その答えはイエスでノーだ。フロイトは、力の強すぎる超自我《スーパーエゴ》はその持主を責めさいなんで鬱にさせ、自殺にまで追いこむと考えた。だが、子ども時代の体験をとおして自分の中に沈潜したスーパーエゴのやかましい批判的な声は、良心ではない。

そして、心理学の世界で「不健全な罪悪感」と呼ばれるものも、良心とはちがう。これは悪いことをしたときの反応として感じる本来の罪悪感ではなく、子ども時代に受けた否定的メッセージによって植えこまれた、自分は悪くて、いやな、価値のない人間だという非理性的な思いこみである。不健全な罪悪感はわずかでも耐えがたいものだが、これは良心ではない。良心は行動を抑制する義務感であり、おまえは無価値なくずだとささやく侵害的な感覚とはちがう。

現代の心理学者が、良心が大きすぎると有害だという言い方は軽率に思える。彼らが言うのは、不健全な罪悪感や、活動しすぎの耳ざわりなスーパーエゴのことなのだ。第七の感覚である良心は、この二つとはまったくちがうものだ。愛にもとづく義務感である。だが、まだ疑問が残っている。良心が極端に大きくなった場合、その力は衰弱するだろうか、逆に強まるだろうか。

良心が大きいと精神にどんな影響があるかを理解するには、生来の良心を人一倍大きく発達させた人びとを調べればよさそうだ。歴史上の人物や有名人から個人的な知り合いにいたるまで、道徳的なおこないで人に感動をあたえる人びとは大勢いる。そうした人びとを組織的に調べたのが、ラドクリフ大学ヘンリー・マレー研究所のアン・コルビーと、ブラウン大学教育学部のウィリアム・デイモンだった。

彼らは独自に、二三人の道徳的手本と思える人びとを選びだした。男性一一人、女性一二人。道徳的行動によって、公民権、市民の自由、貧困や飢餓の減少、宗教的自由、環境保護、平和などの分野で目ざましい貢献をした人びとである。この二三人の人種、宗教、社会的経済的地位、目標はそれぞれちがっているが、良心の感覚がなみはずれて強く、人類の福祉にたいする責任感が「過剰に発達」している点では共通している。心理学の視点から見ると、サイコパスとは精神的に対極にある存在だ。

コルビーとデイモンが選んだ「道徳的手本」には、つぎのような人びとがふくまれていた。南部美人で公民権運動の活動家となり、監獄から出所した公民権運動指導者ローザ・パークスを最初に抱きしめたヴァージニア・フォスター・ダール。長年にわたってメキシコ北部のシウダードファレスで、何千人もの貧しいメキシコ人に食べ物と衣服をあたえ、医療の世話もしたスージー・ヴァレス。ハヴァフォード大学の元学長で、みずからどぶさらいの作業員、ゴミの収集作業員、ホームレスになって有名な〝ブルーカラーの長期休暇〟を実行したジャック・コールマン。ヴァージニア州ロアノークで貧困解消全面計画に乗りだしたケイベル・ブランド。そしてミシガン州デトロイトで〝永遠の伝導所〟をつくり、老人や貧しい人、未婚の母、娼婦、虐待された子どもの援助に生涯を捧げたシャールゼッタ・ワドルズ。

研究者二人は自伝や聞き語りを参考にし、二三人のほか、彼らと一緒に仕事をした人たちにも綿密な面接調査をおこなった。その結果を記した著作『心ある人たち／道徳的活動に生きる人びと』の中で、二人は良心が大きな人たちについて三つの驚くべき共通性を報告している。その三つの特徴とは、「確実性」「積極性」「自己と道徳的目標との一致」である。

「確実性」は、手本となった人びとが、自分が正しいと信じるものをきわめて明確に把握していることを指している。同時に彼らはその信念に即して行動するために、個人としてはっきりと責任感をもっていた。「積極性」は、手本となった人びとの人生にたいする肯定的な姿勢である。つらいことや危険が多いにもかかわらず、彼らは自分の仕事を人一倍楽しみ、きわめて楽天的だった。「自己と道徳的目標との一致」は、彼らの道徳的な立場と、彼らの考える自分自身とのあいだに矛盾がないことを指している。彼らの道徳的目標と、個人としての目標が一致しているのだ。

「一致」しているとは、彼らにとって良心がたんなる指針ではないことを意味している。良心は、彼らそのものなのだ。自分をどんな人間だと思うかと問われて、手本の一人、ケイベル・ブランドは面接でこう答えた。「自分の行動、自分が毎日毎日、一瞬一瞬感じていること、それがぼく自身です……ぼく自身を、自分の行動や自分が感じることから切り離して考えるのは、むずかしいですね」

コルビーとデイモンは、この三番目の特徴「自己と道徳的目標との一致」がもっとも重要な発見であり、良心とその影響について理解するうえで決定的に重要だと考えている。良心が大きくなると、それは人間の精神をプラスの方向で統合し、「生活の破綻」を引き起こしたりせずに人生の喜びを高めていく。コルビーとデイモンは書いている。「手本となった人びとは、欠乏が衰弱をうながしても抵抗する力が強かった。それは、彼らが個人的成功のために必要としたものが、道徳的使命の前向きな追求だけだったからである」

自己の利益と良心とがそれぞれ反対の方向へ向かいがちな現在の文化的風潮の中で、コルビーとデイモンの手本たちは「自分の幸福と自己の利益を道徳的な言葉で語り、わずかな例外をのぞいて、非常にしあわせで満ち足りていた」という。

ほかの人びとにたいする強い義務感は、彼らを苦しめることも、ただのお人好しで終わらせることもなく、しあわせにしたのだ。

良心をもっていると、あなたは自分の思いどおりにできないかもしれない。物質世界で素早い成功をなしとげるために必要なことができないかもしれない。富も名声も手に入らず、つらい目に遭うかもしれない。でも、良心の欠けたうつろな、危険好きの人たちとちがって、あなたの人生にはほかの人たちといることから生まれる温かさがある。そして迷いも、激しい怒りも、快さも、喜びも感じることができる。そして良心があれば、愛という最高のリスクを受け入れるチャンスもあたえられる。

良心は母なる自然のよき贈り物だ。その価値は歴史を振り返っても、また身近な日常の中でも、貴重なものであることはまちがいない。

訳者あとがき

〝良心をもたない人たち〟について、はじめて本格的な研究をおこなったのは、十九世紀のフランスの精神科医、フィリップ・ピネルだった。彼は「譫妄《せんもう》なき（平たく言えば、一見ふつうにみえる）狂気」という言葉を使って、彼らの行動を説明づけようとした。そして一九四一年に、アメリカの精神科医ハーヴェイ・クレックレーが著書 The Mask of Sanity（正常という仮面）で、精神病とは認められないが正常とは言えない精神病質《サイコパシー》について、その症状をくわしく解説し、のちの研究者たちに大きな影響をあたえた。さらに一九九〇年代に入って、カナダの心理学者ロバート・ヘアは、サイコパスを見きわめるための手がかりとなる〈精神病質チェックリスト〉を作成した。

だが、〝良心を欠いた状態〟については、はたしてそれが精神障害なのかという基本そのものもいまだにとらえがたく、なぜそのような人びとが生まれてくるのかも、はっきりと解明されていない。そこで名称自体も、精神病的な響きがあるという理由から、精神病質《サイコパス》は不適切であるとして、社会病質《ソシオパス》という言葉が同じ意味で使われるようになった。さらにその後、アメリカ精神医学会の分類マニュアルからはサイコパス、ソシオパスの名称がともに削られ、反社会性人格障害（ＡＰＤ）という名称に統一された。だが、反社会性人格障害という呼び名も、実際の症状を的確に表わすものではないという議論もあり、現在ではこの三つの名称のどれを使うかは、診断者にまかされているようだ。ロバート・ヘアは「（犯罪行動と結びつきがちな）反社会性人格障害とサイコパスは似て非なるものだ」と指摘して、著作のWithout Conscience（邦訳『診断名サイコパス』小林宏明訳、早川書房）では、一貫してサイコパスという言葉を使っている。このように、名称の変遷《へんせん》ひとつを見ても、〝良心なき人びと〟を正確にとらえることのむずかしさがうかがえる。

本書の原題は The Sociopath Next Door（となりのソシオパス）だが、本文中ではソシオパスとサイコパスの両方が同じ意味で使われており、読者の混乱をさけるため、訳すにあたっては広く知られているサイコパスの名称をとることにした。

サイコパスというと、冷酷非情な犯罪を犯す暴力的な例だけがクローズアップされがちだが、じつは良心をもたない人たちの多くは、会社や家庭の中にまぎれこんでおり、アメリカではなんと二五人に一人の割合で存在するという。本書は、良心の欠如した人びとに傷つけられ、トラウマに悩む患者を二五年にわたって治療してきた著者が、実体験をもとに、そのようなごく身近でめだたないサイコパスについて、良心ある人びとに警告を発するために書いたものである。

ただし、ロバート・ヘアがみずから作成した精神病質チェックリストについて、「（素人が）自分自身やそばにいる人を、これを使って診断してはならない」といましめているように、軽々しくこの名称を人にあてはめ、排除すべきでないことは、強調しておきたい。

平然と他人を傷つける良心のない人たちは、魅力的で口が達者であり、その武器を利用して人をあやつり、ゲームに勝ち、支配することを目指す。そして感情が欠けており、満足を知らない彼らは、犠牲者をつぎつぎに増やしていく。

そうした存在が生まれるのは、遺伝によるものなのか、育ちによるのか、それとも社会的な影響があるのだろうか。そして人はなぜ身近にいる危険な人びとに気づかないのか、実際にそのような人びとに遭遇したら、どのように対処すべきなのか。

これらの点がわかりやすく、実際に即して書かれているのがこの本である。さらに良心のない人びとを裏側から眺め、彼らに欠けている良心とはなにか、良心をもつことがなぜよいことなのかという側面に光をあてている点は、著者ならではであり、たんなるサイコパスの解説にとどまらない内容になっている。

著者はサイコパスにたいする文化の影響もあげ、個人主義が強い欧米諸国（とくにアメリカ）にくらべ、集団本位で、人と人の相互関係が重んじられるアジアの国々、とくに日本や中国では非常にサイコパスの割合が低いと指摘している。

著者のマーサ・スタウトは、マクリーン精神病院で研修を受け、心理セラピストとしてトラウマを抱えた患者の治療を二五年にわたってつづけてきた。現在はハーヴァード・メディカル・スクールの精神医学部で心理学講師および臨床インストラクターを務め、マサチューセッツ州ケープアンに在住。著作としてはほかに、The Myth of Sanity（二〇〇一年、邦訳『おかしい人を見分ける心理学』喜須海理子訳、はまの出版）を出版、フォックス・ニュース、ナショナル・パブリック・ラジオ、ＫＡＢＣなど数多くの放送番組にも出演している。

本書を訳すにあたって、著者の意図がより明確に読者に伝わるよう、原書の中で重複する部分や文章が読みづらい部分に手を入れたり、日本の状況にそぐわない部分をはぶいたりしたことをお断りしておきます。

二〇〇五年十二月

文庫版のためのあとがき

『良心をもたない人たち』が単行本として出版されたのは、二〇〇六年のことでした。このたびの文庫化にあたって全体を見直してみてあらためて感じたのは、この本が良心をもたないサイコパスについて解説した本でありながら、「良心とはなにか」について考えさせてくれる本でもあるという点です。サイコパスの特徴や、見抜き方、対処の仕方を解説するにとどまらず、もっと大きな人間の本質にかかわる部分を科学的な目で捉えようとした、意味の深い本と言えるでしょう。良心とは、愛にもとづく義務感であり、その感情を欠いているのがサイコパスなのだと著者は指摘しています。これまで当たり前のように考えられてきた、良心をもつことの大切さにあらためて目を向けるためにも、この本は大きな助けになりそうです。著者の願いもそのあたりにあると思われます。

今回の文庫版作成にあたっては、よりわかりやすいものにしたいと考え、訳文には部分的に手を入れさせていただきました。

二〇一二年八月　　訳者

＊本書は、二〇〇六年に当社より刊行した著作を文庫化したものです。

草思社文庫

良心をもたない人たち

2012年10月10日　第1刷発行
2025年5月2日　第15刷発行

著　者　マーサ・スタウト

訳　者　木村 博江

発行者　碇 高明

発行所　株式会社 草思社

〒160-0022　東京都新宿区新宿1-10-1
電話　03(4580)7680(編集)
　　　03(4580)7676(営業)
　　　http://www.soshisha.com/

本文組版　有限会社 一企画

本文印刷　株式会社 三陽社

付物印刷　日経印刷 株式会社

製 本 所　加藤製本 株式会社

本体表紙デザイン　間村俊一

ISBN978-4-7942-1929-9　Printed in Japan

草思社文庫既刊

マーサ・スタウト　秋山 勝＝訳

良心をもたない人たちへの対処法

良心をもたない人（ソシオパス）たちの巧妙で執拗な攻撃から、自分と自分の家族を守るにはどうすればいいのか。臨床専門家が豊富な事例をもとに自己防衛のための具体的な対処法を示す。

サンディ・ホチキス　江口泰子＝訳

結局、自分のことしか考えない人たち

自己愛人間への対応術

気に入らないと激怒、都合が悪いと嘘をつき、人を見下し利用する、自己愛人間の本質とは？　彼らの毒から身を守る四つの戦略を紹介。彼らに振り回され、人知れず苦しんでいる人のための必読書。

西多昌規

自分の「異常性」に気づかない人たち

病識と否認の心理

強すぎる被害妄想、執拗な他者攻撃、異様なハイテンション…。彼らはなぜ自分の異常さに気づけないのか？　精神科医が「病識無き人たち」について、その隠された心の病理と対処法を明らかにする。